KB180175

이게 다
호르몬
때문이야

KORETTE HORMON NO SHIWAZA DATTANONE
JOSEI-HORMON TO JOZU NI TSUKIAU KOTSU
Copyright © 2020 by Keiko MATSUMURA
All rights reserved.
Illustrations by Moyuko NOGAMI
First published in Japan in 2020 by Ikeda Publishing, Co., Ltd.
Korean translation rights arranged with PHP Institute, Inc.
through Tony International.
Korean Translatioin Copyright © 2022 by FIKA.

내 몸과 마음이 달라지는
49가지 호르몬 법칙

이게 다
호르몬
때문이야

마쓰무라 게이코 지음
이은혜 옮김

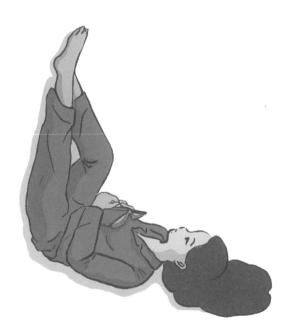

FIKA
LIFE

작은 일에도 짜증이 나는 이유

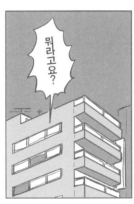

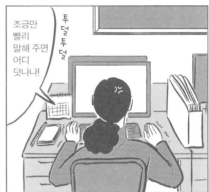

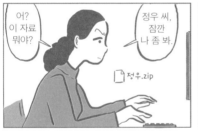

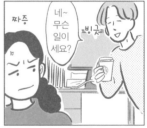

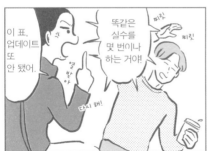

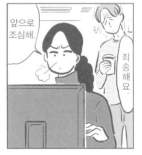

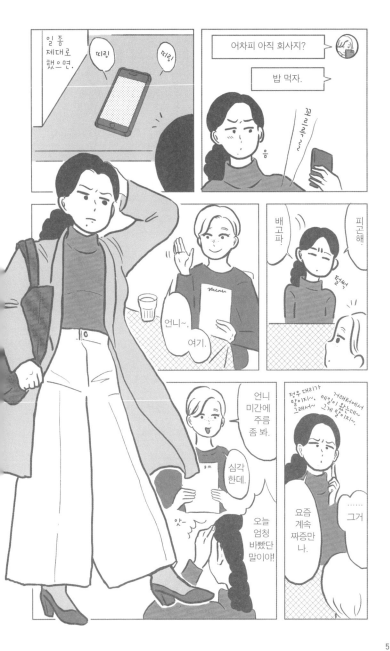

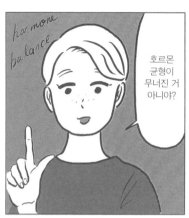

호르몬 균형이 무너진 거 아니야?

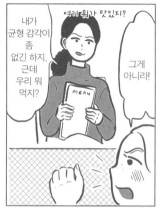

내가 균형 감각이 좀 없긴 하지, 근데 우리 뭐 먹지?

여기 뭔가 맛있지?

menu

그게 아니라!

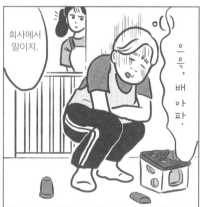

회사에서 말이지.

으윽, 배 아파.

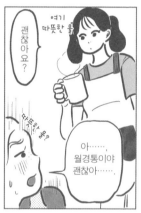

여기 따뜻한 물

괜찮아요?

따뜻한 물 마셔?

아……, 월경통이야 괜찮아…….

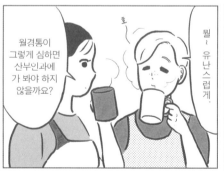

월경통이 그렇게 심하면 산부인과에 가 봐야 하지 않을까요?

호

뭘~ 유난스럽게!

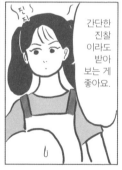

진짜

간단한 진찰이라도 받아 보는 게 좋아요.

6

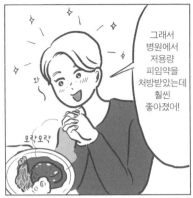

와

모락모락

그래서 병원에서 저용량 피임약을 처방받았는데 훨씬 좋아졌어!

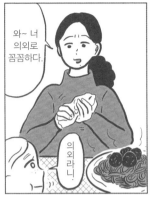

와~ 너 의외로 꼼꼼하다.

의외라니.

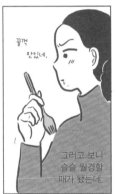

꿀꺽

맛있네.

그러고 보니 슬슬 월경할 때가 됐는데.

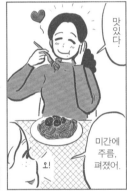

맛있다.

오!

미간에 주름, 펴졌어.

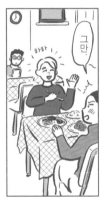

하하

그만.

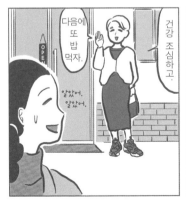

OPEN

다음에 또 밥 먹자.

건강 조심하고.

알았어. 알았어.

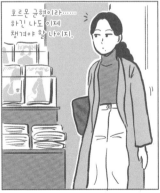

호르몬 균형이라...... 하긴 나도 이제 챙겨야 할 나이지.

7

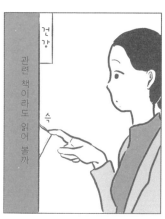

건강

관련 책이라도 읽어 볼까

속

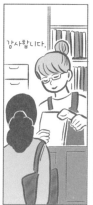

감사합니다.

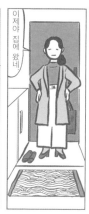

이제야 집에 왔네

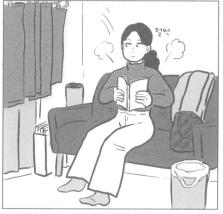

털썩

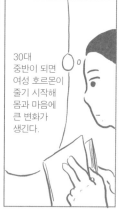

30대 중반이 되면 여성 호르몬이 줄기 시작해 몸과 마음에 큰 변화가 생긴다.

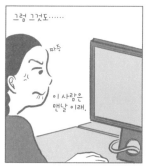

그럼 그것도……

파들

이 사람은 맨날 이래.

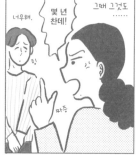

너무해.

몇 년 찬데!

그때 그것도 ……

파들

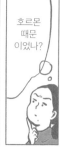

호르몬 때문 이었나?

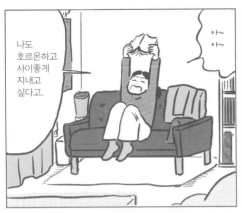

나도 호르몬하고 사이좋게 지내고 싶다고.

아~ 아~

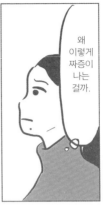

왜 이렇게 짜증이 나는 걸까.

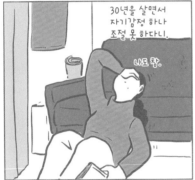

30년을 살면서 자기감정 하나 조절 못 하다니.

나도 참.

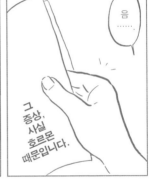

음......

그 증상, 사실 호르몬 때문입니다.

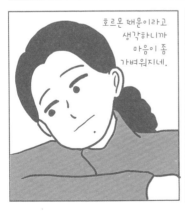

호르몬 때문이라고 생각하니까 마음이 좀 가벼워지네.

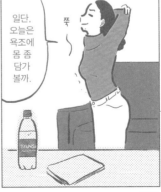

일단, 오늘은 욕조에 몸 좀 담가 볼까.

쭉

(계속)

내 몸이 보내는 신호를
놓치지 마세요

자기도 왜 그런지 모를 정도로 짜증이 난다

잠을 충분히 잤는데도 피곤이 풀리지 않는다

마사지를 받아도 어깨 결림이 낫지 않는다

병은 아닌 것 같은데 항상 몸 어딘가가 불편한 상태로 하루하루를 보내고 있지 않나요?

애써 시간 내서 진찰받고 검사해 봐도 특별한 이상은 없을 겁니다. 최근 이런 원인 모를 불편한 증상으로 고민하는 여성이 크게 늘고 있습니다.

현대사회에서는 많든 적든, 공적으로든 사적으로든, 누구나 이런 저런 스트레스를 받으며 살아갑니다. 일에서 성취감을 얻고 개인적으로 취미 생활도 즐기지만, 한편으로는 자기도 모르는 사이에 조금씩 스트레스를 쌓아 가고 있습니다. 그러다 보니 약간의 불편함은 당연하게 여기고 참거나 모른 척 넘기는 사람도 많지요.

게다가 여성은 월경 주기에 따라 역동적으로 일렁이는 여성 호르몬의 영향으로 몸과 마음의 균형이 쉽게 무너지기도 합니다.

부디 당신의 몸이 보내는 신호를 놓치지 마세요. 병이 아니라 그저 컨디션이 안 좋을 뿐이라며 그대로 방치하거나, 포기하고 하루하루를 살아가기에는 인생이 너무나 아깝습니다.
우리 몸이 살려 달라고 외치기 전에 자신을 돌아보기 바랍니다.

이 책은 일상생활에서 흔히 겪는 불편한 증상들의 원인과 쉽게 실천할 수 있는 대처법을 알기 쉽고 간결하게 정리했습니다. 증상별 대처법과 개선 방법을 알아 두면 쾌적한 일상을 보내는 데 큰 도움이 될 겁니다.
이 책의 대처법을 실천해서 그동안 신경 쓰였던 증상들을 멋지게 극복하고, 여성 호르몬이 부리는 '변덕'에 휘둘리지 않는 건강한 삶을 누리시길 바랍니다.

세이조 마쓰무라 클리닉 원장
마쓰무라 게이코

여성 호르몬에 관한 4가지 키워드

불과 몇 년 전만 해도 '월경'이라는 단어를 입 밖에 내는 것조차 망설였다. 하지만 지금은 여성의 신체를 깊이 이해하려는 시도가 널리 퍼져나가고 있다. 여성의 신체에 대해 알고 싶다면 무엇보다 월경, 그리고 여성 호르몬에 관해 정확히 이해해야 한다.

KEYWORD FOR LADY 1

현대 여성의 부인과 문제 증가

평생 경험하는 월경은 450회

제2차 세계대전 전에는 여성이 경험하는 월경 횟수가 평생 약 50회 정도였다. 하지만 여성의 사회 진출이 늘어나 출산 횟수가 감소하면서 현대 여성은 평생 450번에 달하는 월경을 경험한다. 그만큼 자궁이 쉬지 못하니 부인과 관련 문제도 증가했다.

[월경 기간 비교]

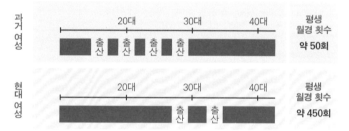

출처: https://gynecology.bayer.jp/static/pdf/FLX170714.pdf

KEYWORD FOR LADY 2

셀프케어로 가벼운 증상은 미리 예방하기

가벼운 증상은 자가 관리로 해결할 수 있다

바쁘게 일하는 여성은 불편해도 증상이 가볍다면 모른 척 넘기기 쉽다. 여성이 겪는 컨디션 난조는 여성 호르몬 불균형에서 오는 경우가 많으며, 보통 생활 습관과 깊은 연관이 있다. 그러니 지친 몸이 보내는 신호를 그냥 넘기지 말고 불편한 증상이 있다면 이제부터 스스로 관리하자.

삶의 질을 높여 주는 산부인과

편둥하게
생각해

산부인과를 어려워하지 말자
대부분이 산부인과는 병이 생겨야
가는 곳으로 생각하지만, 원래는
여성이 가장 편하게 들를 수 있는
곳이어야 한다. 피임약을 '피임 도
구'로 생각하던 시절은 지나가고,
이제는 삶의 질 향상을 위해 저용
량 피임약을 먹는 시대가 왔다. 더
나은 생활을 위해서라도 가볍게
산부인과에 들러 상담받아 보자.

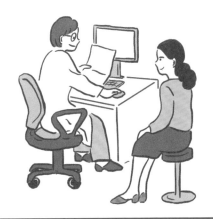

다양한 월경 아이템

면 생리대

생리컵

하나만 고집하는 생활은 이제 그만!
일반적인 생리대만이 아니라 유기농 순
면 생리대, 면 생리대, 생리컵* 등 관련
용품도 다양해졌다. 이제 사람들이 많이
쓰는 제품을 따라 쓸 필요가 없으니, 자
신에게 맞는 제품을 취향대로 골라 월경
기간을 쾌적하게 보내자.

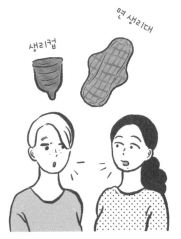

* 질 안에 직접 삽입해서 월경혈을 모으는
실리콘 재질의 컵. 월경혈을 6~8시간 모을
수 있다.

월경으로 알 수 있다!

당신의 호르몬 균형 체크

호르몬 불균형은 월경 상태로 판단할 수 있다. 신체적, 정신적으로
불편한 증상이 있다면 우선 자신의 월경 상태부터 확인해 보자.

[정상적 월경의 기준]

월경혈 양	기간	주기
20~140ml	**3~8일**	**24~38일**

\ **20~140ml는 얼마나 될까?** /

20ml	140ml	월경 주기 한 번
=	=	=

또는

| 밥숟가락의
약 1.5배 | 종이컵 한 컵과
같은 양 | 일상용 생리대
한 팩 정도 |

월경과 관련해 주의해야 할 4가지 포인트

월경 기간에 꼭 주의해야 할 포인트를 정리했으니 걱정하던 사람은 확인해 보자. 의외로 그냥 지나치고 있었던 사실이 있을지도 모른다.

해당하는 사람은 주의가 필요해!

|POINT| 1 주기

- 39일 이상 월경이 없다.
- 23일 이내에 월경을 시작한다.

|POINT| 2 상태

- 응고된 상태의 덩어리 혈이 나온다.
- 색은 밝은 빨간색 또는 탁한 검은색이 정상

덩어리 혈

색

|POINT| 3 양

- 일상용 생리대로 1시간을 못 버틴다.
- 일상용 생리대를 하루에 한 번 정도 교체한다.

많다

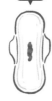

적다

|POINT| 4 기간

- 2일 안에 끝난다.
- 9일 이상 지속한다.

15

CONTENTS

CHAPTER 1
당신의 컨디션 난조는 호르몬 때문이다

CHAPTER 2
몸과 마음의 변화를 안정시키는 방법

CHAPTER 3
호르몬을 내 편으로 만드는 확실한 건강 습관

★ **EPISODE 04** 사람마다 고민은 제각각 · **148**

🎯 **여성 호르몬과 부인과 증상의 관계: 처방전**

CHAPTER 4
여자는 평생 변화의 소용돌이 속에서 산다

🎯 호르몬을 관리하면 인생이 관리된다

당신의 컨디션 난조는
호르몬 때문이다

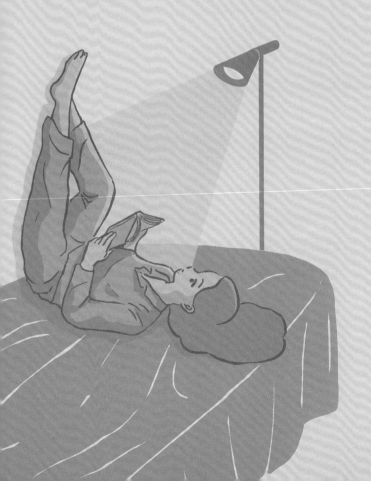

마음의 행복과 건강한 일상을 결정하는 그것

도대체 호르몬이 뭔데?

호르몬은 몸의 기능을 일정하게 유지하는 데 필요한 화학물질이다. 마음을 안정시키는 세로토닌^{serotonin}이나 잠을 부르는 멜라토닌^{melatonin}을 비롯해 호르몬에는 100가지 이상의 종류가 있다.

하지만 어떤 호르몬이든 분비량은 극히 소량이다. 여성 호르몬의 하나인 에스트로겐^{estrogen}은 사춘기부터 완경까지 약 40년 동안의 분비량이 티스푼 하나 정도다.

이렇듯 호르몬은 아주 적은 양으로도 우리 몸에 영향을 미치는 '섬세하고도 역동적인' 녀석이라, 너무 많거나 너무 적으면 원래의 기능을 다하지 못해 때때로 불편한 증상을 일으키기도 한다. 필요한 순간에 필요한 양이 적당히 분비되는 것이 포인트다.

여성 호르몬이 여성의 인생을 좌우한다

여성의 몸에 아주 중요한 작용을 하는 호르몬은 에스트로겐과 프로게스테론progesterone이라는 두 가지 여성 호르몬이다.

　에스트로겐은 여성스러움과 건강 유지를 위해 필요한 호르몬으로, 임신하기 좋은 몸 상태를 만들어 주고 가슴을 부풀게 하거나 뼈와 혈관을 튼튼하게 해 준다.

　프로게스테론은 수정란이 착상하기 좋도록 자궁내막을 두껍게 만들고, 아기가 성장하는 데 필요한 수분과 영양분을 비축해서 임신을 유지할 수 있게 한다.

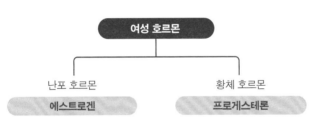

여성 호르몬

난포 호르몬

에스트로겐

부드러운 굴곡을 가진 여성스러운 체형을 만들고 임신하기 좋은 상태를 형성하는 호르몬. 피부와 머리카락의 신진대사를 활발하게 해 일본에서는 '뷰티 호르몬'이라고도 부른다. 동맥경화를 막고 뼈를 튼튼하게 하는 작용도 한다.

황체 호르몬

프로게스테론

임신 관련 호르몬. 수정란의 착상을 돕고 식욕을 돋운다. 또한 자궁 내 혈액 순환을 원활하게 해 기초체온을 올려 주고 임신을 유지하게 한다.

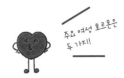

주요 여성 호르몬은 두 가지!

뇌가 호르몬 분비를
지시하는 이유

여성 호르몬 분비는 뇌와 난소의 협업

일반적으로 호르몬은 내분비샘에서 만들어진다. 그리고 내분비샘에 '호르몬을 분비하라'는 지시를 내리는 곳이 바로 '뇌'다.

여성 호르몬의 분비 과정을 살펴보자. 우선 뇌의 시상하부에서 지시가 내려온다. 이 지시를 뇌하수체가 받아 난소를 자극하는 호르몬을 분비하고, 이 호르몬이 난소에 전달되면 그다음 여성 호르몬이 분비되는 시스템이다.

난소의 상태는 항상 뇌에 다시 전달되며, 뇌는 그 정보를 바탕으로 여성 호르몬을 분비할 시기와 양을 조절한다.

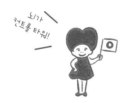

뇌가 컨트롤 타임!

[여성 호르몬이 분비되는 곳과 분비 원리]

❶ 시상하부

- **생식샘 자극 호르몬 분비 호르몬(GnRH)**
  하수체의 호르몬 분비를 촉진하거나 억제해 호르몬 양을 조절한다.

❷ 하수체

- **난포 자극 호르몬(FSH)**
  난포를 성장시켜 에스트로겐을 분비하게 한다.

- **황체 형성 호르몬(LH)**
  난포를 황체로 바꾼다.

- **프로락틴(prolactin, 젖분비 호르몬)**
  출산 후에 증가해 젖이 잘 돌게 하고 에스트로겐 분비를 억제한다.

❸ 난소

- **에스트로겐(난포 호르몬)**
  난포는 난자를 담고 있는 주머니를 말한다. 에스트로겐은 난포 자극 호르몬으로 자극받은 난포에서 분비된다.

- **프로게스테론(황체 호르몬)**
  배란* 후에 난포가 변해 황체가 된다. 황체는 프로게스테론을 분비해 임신과 유지를 돕는다.

❹ 자궁

* 배란은 한 달에 한 번, 난소에서 난관(난자와 정자, 수정란이 통과하는 길)으로 난자가 나오는 것을 의미한다.

호르몬이라는 파도가
내 몸과 마음을 뒤흔든다

여성 호르몬 분비는 파도처럼 일렁인다

여성 호르몬의 분비량은 월경 주기에 맞춰 변한다. 정상 주기는 24~38일 이내이며 세분하면 월경 중(월경기), 월경 후(난포기), 배란 후, 월경 전(황체기)으로 나눌 수 있다.

월경 중에는 에스트로겐과 프로게스테론의 분비량이 적다. 그러다 월경이 끝나면 배란에 대비해 에스트로겐 분비가 늘어난다. 에스트로겐 분비량은 정점에 도달했다가, 배란한 후에는 일단 감소하고 프로게스테론 분비가 증가하기 시작한다. 월경 전 기간의 전반기에 프로게스테론 분비가 최고치에 도달했다가, 다음 월경이 가까워질수록 에스트로겐과 프로게스테론의 분비가 점차 줄어든다.

이처럼 여성 호르몬의 분비량은 월경 주기에 맞춰 늘었다가 줄었다가를 반복하는데, 그래프로 나타내면 파도처럼 물결 모양이 된다. 이 파도가 여성의 몸과 마음을 흔들며 스스로 컨트롤하기 어려운 불편한 증상을 초래한다. 각 단계에는 다음과 같은 특징이 있다.

여성 호르몬이 몸과 마음에 다양한 변화를 일으킨다

【월경 중】체온이 떨어지고 혈액 순환이 원활하지 않으며, 몸이 차가워지고 두통이 잘 생긴다. 아랫배에 심한 통증(월경통)을 느끼는 사람도 많다. 왠지 몸이 무겁고 의욕이 떨어지며 기분이 가라앉기도 한다. 피부도 건조해진다.

【월경 후】신진대사가 활발해지면서 피부에서 윤이 난다. 면역력과 의욕이 모두 좋아져 활동이 활발해진다. 긍정적인 심리로 스트레스에도 잘 버틴다.

【배란 후】이 시기에는 피지 분비가 활발해 뾰루지가 잘 생긴다. 손발이 자주 붓고 변비가 생기기도 한다.

【월경 전】괜히 짜증 나고 기분이 매우 우울하거나 심리가 불안정하다. 두통, 어깨 결림, 요통에 시달리고 기미가 잘 생긴다.

몸과 마음이 요동치는
여성의 한 달과 호르몬의 변화

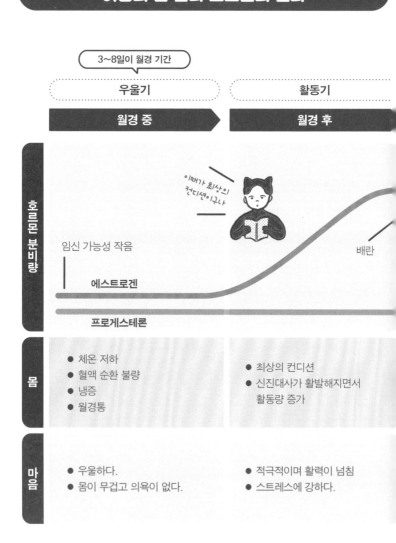

3~8일이 월경 기간

우울기	활동기
월경 중	월경 후

호르몬 분비량

이때가 최상의 컨디션이구나

임신 가능성 작음

에스트로겐

프로게스테론

배란

몸

- 체온 저하
- 혈액 순환 불량
- 냉증
- 월경통

- 최상의 컨디션
- 신진대사가 활발해지면서 활동량 증가

마음

- 우울하다.
- 몸이 무겁고 의욕이 없다.

- 적극적이며 활력이 넘침
- 스트레스에 강하다.

한 달 사이에 크게 변하는 여성 호르몬.
이 움직임을 잘 파악해 두면 컨디션 변화를 예측할 수 있다.
호르몬 분비의 변화를 파악해 컨디션 난조의 파도에 대비하자.

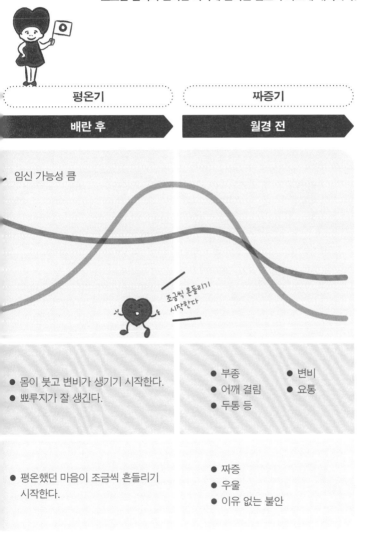

평온기	짜증기
배란 후	월경 전

임신 가능성 큼

조금씩 흔들리기 시작한다

- 몸이 붓고 변비가 생기기 시작한다.
- 뾰루지가 잘 생긴다.

- 부종
- 어깨 결림
- 두통 등
- 변비
- 요통

- 평온했던 마음이 조금씩 흔들리기 시작한다.

- 짜증
- 우울
- 이유 없는 불안

크게 일렁이는
여성의 일생과 호르몬의 변화

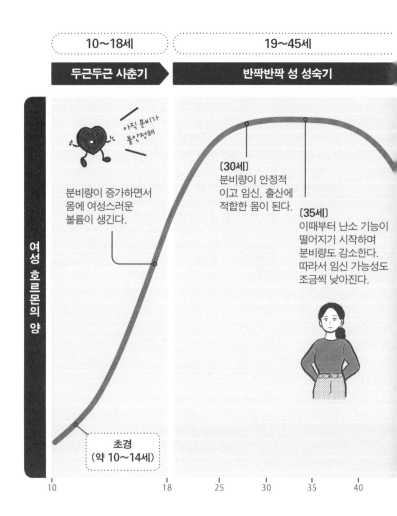

10~18세

19~45세

두근두근 사춘기

반짝반짝 성 성숙기

아직 분비가 불안정해

분비량이 증가하면서 몸에 여성스러운 볼륨이 생긴다.

(30세)
분비량이 안정적이고 임신, 출산에 적합한 몸이 된다.

(35세)
이때부터 난소 기능이 떨어지기 시작하며 분비량도 감소한다. 따라서 임신 가능성도 조금씩 낮아진다.

여성 호르몬의 양

초경
(약 10~14세)

10 18 25 30 35 40

이번에는 여성의 일생을 살펴보자.
한 달 단위로 격변을 겪지만, 여성은 인생 전체로도 큰 변화를 겪는다.
나타나는 증상도 시기별로 달라진다.

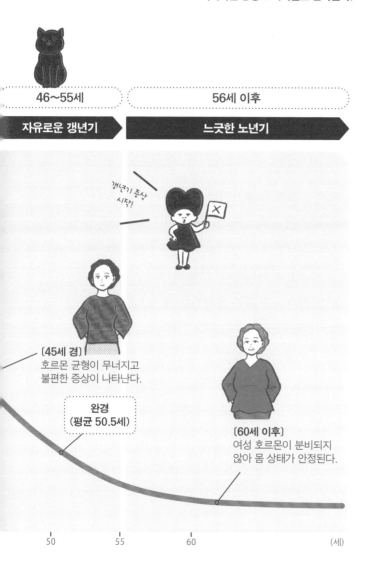

46~55세

56세 이후

자유로운 갱년기

느긋한 노년기

갱년기 증상
시작!

〔45세 경〕
호르몬 균형이 무너지고
불편한 증상이 나타난다.

완경
(평균 50.5세)

〔60세 이후〕
여성 호르몬이 분비되지
않아 몸 상태가 안정된다.

50   55   60   (세)

변화의 원인은 바로
호르몬 불균형

호르몬 분비와 자율 신경은 '컨트롤 타워'가 같다

24쪽에서 여성 호르몬 분비는 뇌의 시상하부와 관련 있다는 사실을 설명했다. 그런데 이 시상하부는 호르몬만이 아니라 자율 신경도 관리한다.

자율 신경은 우리가 살아가는 데 필요한 활동(호흡, 체온, 심박 등의 조절)에 없어서는 안 되는 신경으로, 교감 신경과 부교감 신경으로 이루어져 있다.

교감 신경은 액셀러레이터, 부교감 신경은 브레이크라고 할 수 있으며, 신체 기능이 활발해야 하는 낮에는 교감 신경이 활발히 작용하고, 잠을 자며 쉬어야 하는 밤에는 부교감 신경이 활발히 작용하는 것이 정상적인 균형이다.

자율 신경이 무너지면 호르몬 균형도 무너진다

우리의 건강은 '자율 신경, 호르몬, 면역*'이라는 세 개의 기둥이 받치고 있다. 이 중 하나라도 제대로 기능하지 못하면 나머지 두 기둥에도 영향을 미쳐 건강을 해칠 수 있다. 그중에서도 자율 신경과 여성 호르몬은 컨트롤 타워가 같다 보니 어느 한쪽이 무너지면 나머지도 바로 무너진다.

　또한 자율 신경은 스트레스에 약하기 때문에 여성 호르몬의 가장 큰 적도 스트레스라 할 수 있다.

* 세균과 바이러스로부터 몸을 지키는 저항력.

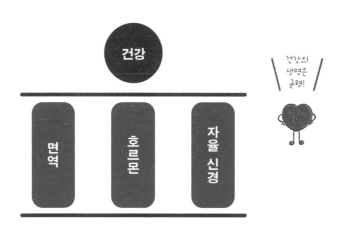

건강을 지탱하는 세 개의 기둥.
어느 하나가 무너지면 바로 건강을 잃을 수도 있다.

지나친 당질 제한은
몸에 악영향을 미친다

밥이나 빵과 같이 당질이 많은 식품의 섭취를 줄이는 '당질 제한'. 최근 당질을 제한하면 몸에 저장된 지방을 에너지로 바꿔 쓰기 때문에 다이어트 효과가 높다는 주장이 화제를 모으고 있지만, 지나치면 여성 호르몬 균형에 영향을 미친다. 당질 섭취를 철저하게 제한하면 스트레스가 쌓여 자율 신경이 무너질 수 있고, 자율 신경과 여성 호르몬은 일심동체나 마찬가지기 때문이다. 결국 여성 호르몬도 균형이 무너지면서 월경 불순이 생기거나 머리카락이 푸석푸석해지는 등, 절대 여성이 반기지 않을 일들이 일어날 수 있다. 당질은 행복 호르몬인 세로토닌 생성에 필요한 성분이므로 당질이 부족하면 금세 짜증이 난다. 따라서 줄어든 몸무게를 보면서 만족할 수는 있겠지만 건강한 다이어트라고 하기는 어렵다. 자율 신경과 여성 호르몬을 지키면서 건강한 다이어트를 하고 싶다면 지나친 당질 제한보다는 단백질을 균형 있게 섭취해 신진대사 기능을 높이고, 적당히 운동하는 편이 좋다는 사실을 명심하자.

CHAPTER 2

몸과 마음의 변화를
안정시키는 방법

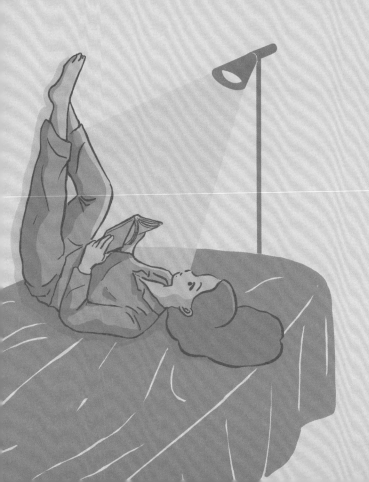

HOW TO USE

Chapter 2에서는 여성이 주로 느끼는 불편한 증상을 하나씩 살펴보며 대처법을 설명한다. 내용을 참고해 자신에게 맞는 방법을 찾아보자.

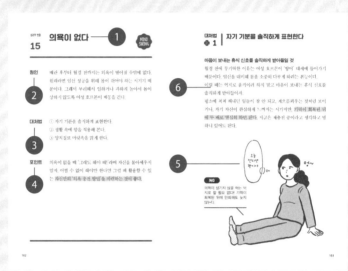

❶ 증상
불편함을 느끼는 증상의 종류를 최대한 자세하게 다룬다.

❷ 원인
불편한 증상을 일으키는 원인을 간단하고 알기 쉽게 해설한다.

❸ 대처법
증상을 해소하기 위한 대처법을 정리한다.

❹ 포인트
증상에 대한 마음가짐과 대처법 포인트를 정리한다.

❺ 일러스트
대처법의 효과와 방법을 그림으로 표현해 이해를 돕는다.

❻ 해설
대처법을 통해 증상이 개선되는 이유와 어떻게 실천하면 되는지를 자세하게 설명한다.

몸이 이상해

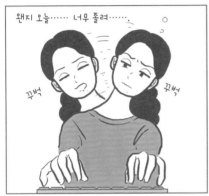

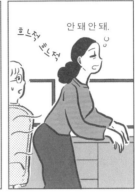

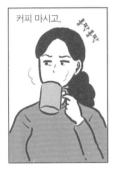

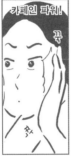

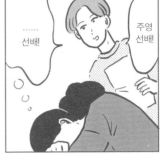

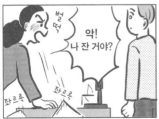

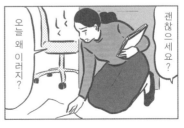

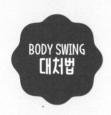
BODY SWING 대처법

여성 호르몬의 파도와 신체적 변화의 관계

 신체 변화에 민감한 사람일수록 호르몬의 증감을 잘 느낀다

여성의 매력과 건강에 없어서는 안 될 존재, 여성 호르몬. 하지만 여성 호르몬은 분비량과 주기에 따라 때로는 불편한 증상을 유발하기도 한다.

예를 들면, 월경 전에는 나른하게 계속 졸음이 쏟아지거나 피부가 거칠어지기도 한다. 그러다 월경을 시작하면 이번에는 머리나 허리가 아프고 손발이 차가워진다. 병원 진찰을 받을 만큼 심각한 증상은 아니지만……, 아무튼 괴롭다. 이런 증상은 일종의 스트레스성 질환이라 볼 수 있다.

여성 호르몬의 분비량은 월경 주기 동안 늘었다가 줄었다가를 반복한다. 파도처럼 오르락내리락하는 이 변화를 민감하게 느끼는 사람일수록 불편한 증상도 많이 나타난다.

 월경 주기에 나타나는 불편한 증상은 호르몬 기능이 정상이라는 증거

여성 호르몬인 에스트로겐과 프로게스테론 분비량이 늘었다 줄었다 하며 잘 분비되면 여성은 규칙적으로 월경을 한다. 따라서 월경 주기에 맞춰

스트레스성 질환이 생긴다면 이는 여성 호르몬이 정상적으로 기능한다는 증거라 할 수 있다.

자신의 월경 주기를 알고 있으면 스트레스성 질환으로 괴로운 시기도 알 수 있으니, 컨디션 난조로 힘들어하지 말고 잘 다스릴 방법을 찾아보자.

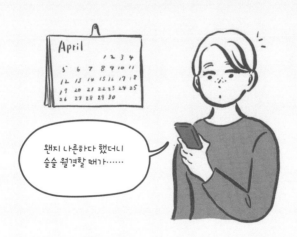

왠지 나른하다 했더니 슬슬 월경할 때가······

01 낮에는 졸리고 밤에는 말똥말똥

원인   월경 전에는 프로게스테론의 영향으로 체온이 올라간다 (23쪽). 원래 밤에는 체온이 떨어지면서 수면에 적합한 몸 상태가 되는데, 월경 전에는 체온이 잘 떨어지지 않아 잠이 잘 오지 않고 수면의 질도 좋지 않아서 낮에 졸음이 쏟아진다.

대처법   ① 잠이 잘 오는 환경을 만든다.
② 숙면 유도 스트레칭을 한다.
③ 스마트폰이나 컴퓨터는 취침 1시간 전까지만 사용한다.
④ 미지근한 물로 목욕한다.
⑤ 참지 말고 낮잠을 잔다.

포인트   월경 전에 졸음이 쏟아지는 현상은 '몸을 쉬게 하라'고 여성 호르몬이 보내는 사인이다. 가능하면 참지 말고 자고 싶을 때 자는 것이 가장 좋다. 그럴 수 없다면 어떻게 해야 밤에 푹 잘 수 있을지 고민해 보자.

[수면의 질 체크리스트]

**수면은 미용과 건강을 동시에 잡을 수 있는 최고의 회복 솔루션이다.
그렇다고 무조건 많이 잘수록 좋다는 말은 아니다.
당신이 숙면하고 있는지 다음을 통해 확인해 보자.**

☐ 잠들기 직전까지 스마트폰이나 컴퓨터를 사용한다.

☐ 잠자리에 누워 잠들기까지 30분 이상 걸린다.

☐ 자는 도중에 깬다.

☐ 아침에 일어나기 힘들어서 깼다가 다시 자기를 반복한다.

☐ 자고 일어났는데 몸이 나른하고 무겁다.

☐ 낮에 계속 졸리다.

☐ 항상 주말에 몰아서 잔다.

☐ 잠자리에 드는 시간이 불규칙하다.

☐ 수면 시간이 매일 다르다.

하나라도 해당하면
수면에
문제가 있다는
증거!

대처법 1 | 잠이 잘 오는 환경을 만든다

뇌의 휴식은 수면의 질을 높인다

취침 환경 개선은 수면의 질을 높이기 위한 첫걸음이다.

이를 위한 첫 번째 조건이 잠들기 전에 뇌를 쉬게 해 주는 것이다.

우선 침대 주변에 놓인 물건들을 치워서 시각적 정보량을 줄이고, 조명은 은은한 빛으로 바꾼다. 매일 잠옷으로 갈아입어서 '잠옷을 입으면 자야 한다'라는 인식을 뇌에 심어 주면 잠옷으로 갈아입기만 해도 몸이 잘 준비를 시작한다. 또한 자기 몸에 맞는 베개를 골라 편하게 뒤척일 수 있게 하면 아침까지 푹 잘 수 있다.

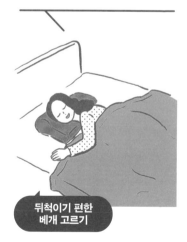

잠옷 입기

잠옷을 입으면 기분이 좋아~

수면 의식을 치른다는 생각으로 자기 전에 꼭 일상복에서 잠옷으로 갈아입자. 촉감, 통기성, 흡수성이 좋은 소재가 좋다.

수면 중 편하게 뒤척이려면 두께감이 있어 목을 자연스럽게 받쳐 주고, 적당히 딱딱해서 머리가 너무 푹 꺼지지 않는 베개를 고르자.

뒤척이기 편한 베개 고르기

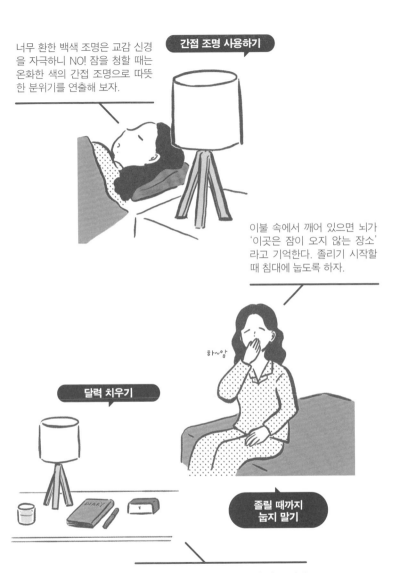

너무 환한 백색 조명은 교감 신경을 자극하니 NO! 잠을 청할 때는 온화한 색의 간접 조명으로 따뜻한 분위기를 연출해 보자.

간접 조명 사용하기

이불 속에서 깨어 있으면 뇌가 '이곳은 잠이 오지 않는 장소'라고 기억한다. 졸리기 시작할 때 침대에 눕도록 하자.

하~암

달력 치우기

DIARY

졸릴 때까지 눕지 말기

잠자는 공간에는 달력을 두지 않는 것이 좋다. 약속이나 행사 일정이 생각나면 뇌가 쉴 수 없다.

대처법 2 | 숙면 유도 스트레칭을 한다

긴장을 풀어 기분 좋게 숙면하자

종일 고생한 몸은 여기저기 뭉치고 굳어서 삐걱거린다. 머릿속도 아직 각성 상태여서 몸도 마음도 여전히 바짝 긴장 상태를 유지하고 있다. 이런 상태로 침대에 누워 봤자 푹 잘 수 있을 리 없다.

이럴 때 좋은 방법은 숙면 스트레칭이다. 느린 동작으로 몸을 풀어주면 부교감 신경(32쪽)이 활발해져서 마음이 차분해지고 자연스럽게 졸음이 밀려온다. 책상다리하고 앉아서 골반이 열리는 자세를 취하면 더 효과적이다.

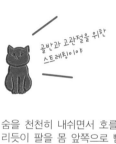

골반과 고관절을 위한 스트레칭이야

숨을 천천히 내쉬면서 호를 그리듯이 팔을 몸 앞쪽으로 뻗는다. 동시에 등을 숙여 얼굴이 아래를 향하게 한다. 이 동작을 여섯 번 반복한다.

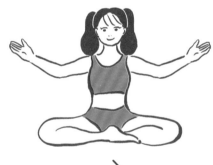

책상다리하고 앉아서 등을 곧게 편다. 숨을 천천히 들이마시면서 양팔을 좌우로 벌려 가슴을 펴고, 시선은 약간 위쪽을 향한다.

스마트폰이나 컴퓨터는 취침 1시간 전까지만 사용한다

수면의 천적, 블루라이트

스마트폰이나 컴퓨터에서 나오는 블루라이트는 생체시계를 혼란스럽게 한다.

숙면에 꼭 필요한 '수면 호르몬'이 바로 멜라토닌이다. 멜라토닌은 체온을 떨어뜨려 졸음을 느끼게 하는 작용을 하는데, 블루라이트를 쏘이면 멜라토닌 분비가 억제된다. 블루라이트뿐만 아니라 눈 부신 빛도 교감 신경(32쪽)을 자극해 뇌를 흥분시킨다. 따라서 스마트폰과 컴퓨터는 잠자기 1시간 전까지만 사용하도록 하자.

졸린데 계속 보게 돼……

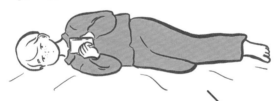

MINI COLUMN

**블루라이트 차단!
'Night Shift' 기능을 활용하라**

아이폰에는 블루라이트 필터를 설정할 수 있는 'Night Shift' 기능이 있다. [설정 → 디스플레이 및 밝기 → 'Night Shift' On/Off]의 순서로 설정할 수 있다. 안드로이드 사용자라면 [설정 → 디스플레이 → 블루라이트 필터 On/Off]의 순서로 설정할 수 있다.

NG

침대에 누워 뒹굴뒹굴하면서 스마트폰을 보는 행동은 NO! 잠자리에 들기 전에 스마트폰을 손에서 내려놓자.

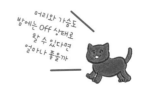

머리와 가슴도 밤에는 Off 상태로 할 수 있다면 얼마나 좋을까

입욕은 잠자기 90분 전까지 마치자

사람은 잠이 들 때 피부 온도(손발의 표면온도)를 높여서 열을 방출해 심부온도(체내온도)를 단번에 낮추려 한다. 그런데 이렇게 수면을 유도하는 체내 스위치는 목욕물에 몸을 담가도 켜진다. 욕조에 들어가 체온을 올리면 목욕 후에 심부온도가 급격히 떨어지기 때문이다. 숙면을 위해서는 잠자리에 들기 90분 전까지 38~39℃ 정도의 미지근한 물에 20~30분 정도 몸을 담그는 것이 좋다. 다만 자기 직전에 뜨거운 물로 목욕하면 교감 신경을 자극해 역효과가 날 수 있다는 사실을 명심하자.

GOOD

잠자리에 들기 90분 전까지 38~39℃
정도의 미지근한 물에 20~30분 정도
몸을 담그면 잠이 잘 온다.

NG

자기 직전에 42℃ 이상의
뜨거운 물로 목욕하면 교감
신경이 활발해져 눈이 말똥
말똥해질 수 있으니 조심!

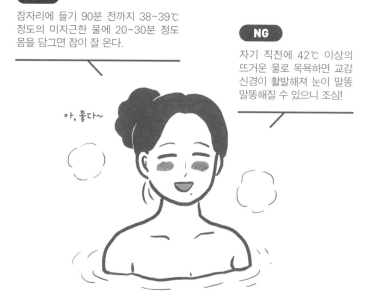

아, 좋다~

대처법 **5** | **참지 말고 낮잠을 잔다**

참을 수 없이 졸리면 참지 말자

월경 전에는 프로게스테론의 영향으로 체온이 올라가 낮에는 꾸벅꾸벅 졸고, 밤에는 눈이 말똥말똥해져서 수면이 부족해지기 쉽다. 또 참을 수 없을 만큼 졸음이 쏟아질 때도 있다. 그럴 때는 그냥 자는 것이 좋다. 단 졸음을 쫓는 데 효과적인 낮잠 시간은 30분 이내가 적당하다.

그대로 푹 자 버리면 어쩌나 걱정이 된다면 자기 전에 커피를 마시자. 20분 정도 후에 카페인이 작용하기 시작해서 적당한 시간에 깰 수 있다.

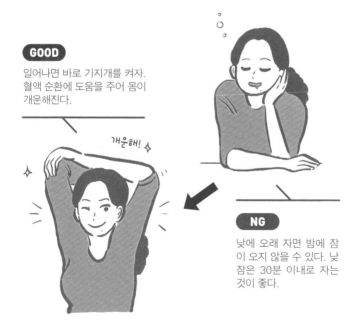

GOOD

일어나면 바로 기지개를 켜자. 혈액 순환에 도움을 주어 몸이 개운해진다.

개운해!

NG

낮에 오래 자면 밤에 잠이 오지 않을 수 있다. 낮잠은 30분 이내로 자는 것이 좋다.

쉽게 피곤해진다

원인　월경 중에는 프로게스테론의 분비량이 감소하기 때문에 체온이 떨어진다(28쪽). 그러다 보니 몸이 차가워져서 혈액 순환이 원활하지 않고, 몸 밖으로 나가는 월경혈 때문에 빈혈이 생기기도 해서 몸이 금세 피곤해진다.

대처법　① 체온을 올려서 피로를 몰아낸다.
　　　　② 단백질과 철분을 섭취한다.

포인트　프로게스테론을 활발히 분비하며 임신을 준비하던 몸이 그럴 필요가 없다는 사실을 깨닫고 호르몬 양을 확 줄이면 여성은 월경을 시작한다. 이런 급격한 호르몬 변화가 몸을 피곤하게 만든다.

빈혈은
피로의
시작

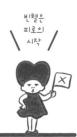

체온을 올려서 피로를 몰아낸다

발을 따뜻하게 하면 체온 상승에 효과적

피로회복에는 따뜻한 물에 들어가 몸을 데우는 방법이 가장 좋다. 혈액 순환이 원활해져서 마음을 편안하게 만드는 부교감 신경(32쪽)이 활발해진다. 시간이 없다면 족욕도 좋다! 세숫대야나 양동이에 41℃ 정도의 따뜻한 물을 담고 복사뼈 위까지 담근다. 20분 이상 이마에 땀이 맺힐 때까지 하자.

발목에는 굵은 혈관이 있어서 혈액이 금세 따뜻해지니 1분 정도면 전신에 따뜻한 혈액이 돌아서 짧은 시간에 체온을 올려 준다.

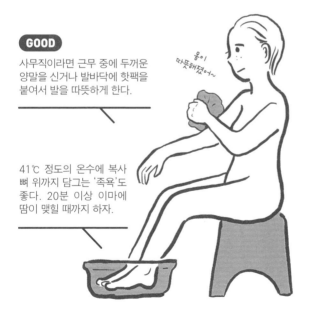

GOOD

사무직이라면 근무 중에 두꺼운 양말을 신거나 발바닥에 핫팩을 붙여서 발을 따뜻하게 한다.

몸이 따뜻해졌어~

41℃ 정도의 온수에 복사뼈 위까지 담그는 '족욕'도 좋다. 20분 이상 이마에 땀이 맺힐 때까지 하자.

대처법 ✚2 │ 단백질과 철분을 섭취한다

식사 개선으로 월경 중의 피곤함을 해소하자

월경으로 몸이 차가워져서 생기는 피로에는 고단백질 식사가 좋다. 단백질은 근육을 형성하는 영양분이니 충분히 섭취하면 기초 대사량(에너지)을 높여 준다. 그리고 기초 대사량이 높아지면 체온이 상승하고 혈액 순환이 원활해져 피로가 풀린다.

또한 월경 중 빈혈 때문에 발생하는 피로에는 철분이 효과적이다. 철분을 많이 함유한 식품에는 멸치, 시금치, 간 등이 있다. 또한 철제 프라이팬이나 냄비로 조리해도 약간의 철분을 섭취할 수 있다.

[목표 섭취량]

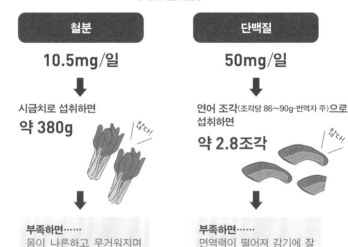

철분	단백질
10.5mg/일	50mg/일

시금치로 섭취하면
약 380g

연어 조각(조각당 86~90g-번역자 주)으로 섭취하면
약 2.8조각

부족하면……
몸이 나른하고 무거워지며 어지럼증이나 현기증 같은 불편한 증상이 생길 수 있다. 또한 머리카락이 푸석해지기도 한다.

부족하면……
면역력이 떨어져 감기에 잘 걸린다. 근육량이 줄어 기초 대사량도 줄다 보니 살이 찌는 사람도 있다.

[평소 식사 +1]

단백질

아침	점심	저녁

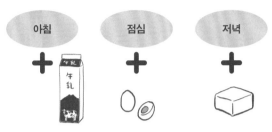

우유(6.6g/컵)　　삶은 달걀(6~8g/개)　　두부(5~7g/⅓모)

그 밖에……

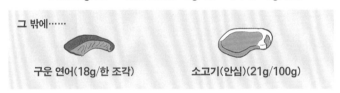

구운 연어(18g/한 조각)　　　　소고기(안심)(21g/100g)

철분

아침	점심	저녁

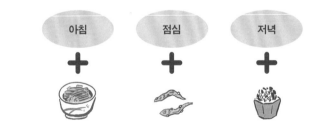

시금치 무침(2mg/100g)　멸치볶음(1.8mg/10g)　톳 조림(2.8mg/5g)

그 밖에……

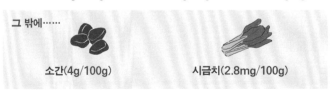

소간(4g/100g)　　　　시금치(2.8mg/100g)

냉증

원인 월경 중에는 프로게스테론 분비 감소와 함께 체온이 떨어지기 때문에 몸이 차가워지기 쉽다(28쪽). 게다가 월경혈이나 수분과 함께 열도 몸 밖으로 배출되다 보니 몸이 더 차가워진다.

대처법 ① 발가락 가위바위보로 발끝의 혈액 순환을 촉진한다.
② 몸속을 따뜻하게 해서 냉증을 개선한다.

포인트 차가워진 몸을 그대로 방치하면 내장 기능이 약해지고 면역력이 떨어진다. 또한 혈액 순환이 원활하지 않으면 월경 불순이나 불면증, 어깨 결림, 두통 같은 불편한 증상이 생길 수 있으니 모든 방법을 동원해서 몸을 따뜻하게 해야 한다.

밖도 인도
따뜻하게~

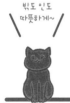

대처법 ➕ 1 | 발가락 가위바위보로 발끝의 혈액 순환을 촉진한다

가위, 바위, 보를 반복하기만 하면 끝!

여성에게 '수족냉증'이 많이 나타나는 이유는 펌프 역할을 하는 근육량이 남성보다 적어서 혈액이 손발 끝까지 잘 도달하지 못하기 때문이다. 게다가 월경할 때도 열을 빼앗기기 때문에 여러모로 훨씬 차가워지기 쉽다.

수족냉증 개선에 좋은 방법으로 '발가락 가위바위보'가 있다. 발가락을 모두 동그랗게 오므렸다가(바위), 이 상태에서 엄지발가락만 세우고(가위), 다음에는 모든 발가락을 쫙 편다(보). 이 움직임을 발가락이 따뜻해질 때까지 반복하자. 동시에 발목을 돌리면 혈액 순환도 원활해진다.

> **GOOD**
>
> 발가락 움직임이 둔한 사람은 바위와 보만 반복해도 효과가 있다.

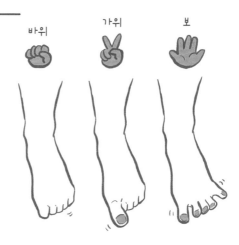

바위 　 가위 　 보

대처법 ☩2 │ 몸속을 따뜻하게 해서 냉증을 개선한다

'내장형 냉증'은 호르몬 균형의 적

냉증은 다양한 형태로 나타난다. 배 주변이나 몸속 장기가 차가워지는 '내장형 냉증'은 자각증상이 없는 냉증의 하나다. 겨드랑이와 배를 동시에 만졌을 때 배가 더 차갑다면 내부 장기가 차다는 말이다. 내장형 냉증이 있는 사람은 평소에도 기초체온이 낮고, 감기에 잘 걸린다. 또한 찬 음료를 자주 마시는 습관이 있다고 한다.

내부 장기가 차면 난소도 찰 가능성이 있고, 만약 그렇다면 여성 호르몬 분비가 원활하지 않아 불편한 증상이 생길 확률도 높아진다.

[내장형 냉증인 사람의 특징]

☐ 겨드랑이보다 배가 더 차다.

☐ 위가 약하다.

☐ 감기에 잘 걸린다.

☐ 기초체온이 낮다. (36℃ 이하)

☐ 찬 음료를 좋아한다.

☐ 커피나 홍차를 자주 마신다.

얼음장 같겠군

[몸속을 따뜻하게 하는 방법]

❶ 따뜻한 물을 마신다

따뜻한 물은 한 번 끓인 후 50℃ 정도로 식힌 물을 말한다. 위를 천천히 데워서 활발히 움직이게 해 신진대사를 촉진한다.

여름에도 몸속은 차가워질 수 있대

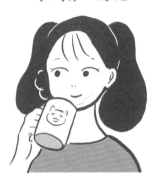

❷ 생강을 먹는다

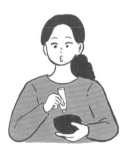

익힌 생강에 들어 있는 '쇼가올(shogaol)'이라는 매운맛 성분이 혈액 순환을 원활하게 해 준다. 된장국에 넣어서 먹어도 좋다.

❸ 핫팩을 붙인다

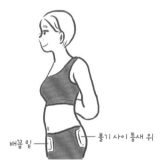

배꼽 밑

볼기 사이 틈새 위

아랫배나 엉덩이같이 근육이 많은 부분에 핫팩을 붙이면 효과적으로 몸 전체를 따뜻하게 할 수 있다.

신체적 변화

04 살이 안 빠져요

BODY
SWING

원인　배란 후부터 월경 전까지 임신할 수 있는 이 시기에는 프로게스테론의 기능이 활발해지면서 영양분과 수분을 몸에 저장해 두기 때문에 체중이 늘어난다(29쪽).

대처법　① 체중계를 시야에서 치운다.
② 먹고 싶은 음식은 먹는다.
③ 블랙푸드로 신진대사를 높인다.

포인트　이 시기에 체중이 늘어나는 현상은 여성 호르몬이 제대로 기능하고 있다는 증거라 할 수 있으니 월경 전에 늘어나는 체중에 너무 마음 쓸 필요 없다. 다이어트는 이 시기를 피해서 월경이 끝나면 하자.

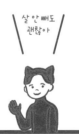

살 안 빠져도
괜찮아

체중계를 시야에서 치운다

월경 전 체중 증가는 여성 호르몬 때문

'식욕이 왕성해진다', '하반신이 붓는다' 이런 증상은 꼭 월경이 시작되기 대략 10일 전부터 나타난다. 어쩔 수가 없다. 이는 여성의 신체가 배란 후부터 월경 시작 전까지 몸에 수분을 저장하려고 하기 때문이다. 몸이 부어 체중이 2~3kg 정도 늘어나는 사람도 있다.

하지만 이런 몸의 변화는 여성 호르몬이 정상적으로 기능한다는 증거다. 체중 증가는 당연하다. 그러니 이때는 체중계에 올라가지 말고 보이지 않는 곳으로 치워 버리자.

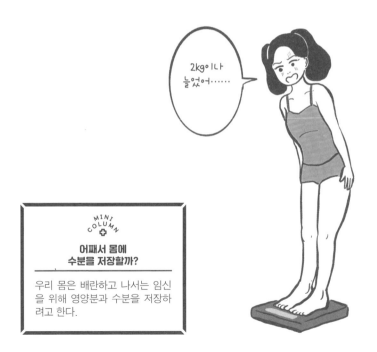

2kg이나
늘었어……

MINI
COLUMN
♣

어째서 몸에
수분을 저장할까?

우리 몸은 배란하고 나서는 임신을 위해 영양분과 수분을 저장하려고 한다.

대처법 ➕2 | 먹고 싶은 음식은 먹는다

참았던 식욕은 반드시 돌아온다

배란 후부터 월경 시작 전까지 식욕이 왕성해지는 현상은 여성 호르몬의 정상적 기능이라 생각하고, 먹고 싶은 음식이 있으면 참지 말고 먹자. 억지로 참다가 참았던 식욕이 배로 돌아와 폭식하면 몸에 훨씬 안 좋다. 단 음식을 먹고 싶다면 고급 초콜릿 하나를 먹어 마음을 만족시키는 식으로 극복해 보자.

배란 후부터 월경 전까지 많이 먹었다면 월경이 끝난 후에 양을 줄여서 전체 양을 맞추면 된다. 월경 후에는 식욕을 억제하는 에스트로겐의 분비가 증가해 체중을 더 쉽게 줄일 수 있다.

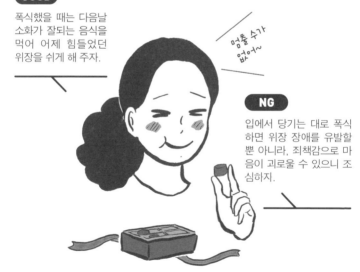

GOOD

폭식했을 때는 다음날 소화가 잘되는 음식을 먹어 어제 힘들었던 위장을 쉬게 해 주자.

멈출 수가 없어~

NG

입에서 당기는 대로 폭식하면 위장 장애를 유발할 뿐 아니라, 죄책감으로 마음이 괴로울 수 있으니 조심하지.

식이섬유가 풍부한 블랙푸드를 먹자

식욕이 왕성해지는 배란 후부터 월경 전까지는 몸의 신진대사 기능을 높이는 식품을 챙겨 먹자. 특히 검은깨나 검은콩처럼 검은색을 띤 식품이 좋다. 현미나 전립분으로 만든 빵같이 '정제되지 않은 식품'도 좋다.

블랙푸드는 풍부한 식이섬유로 장내 환경을 편안하게 개선한다. 장내 환경이 편안하면 몸 구석구석까지 영양분이 잘 전달되어 신진대사 기능이 활발해진다.

따라서 블랙푸드는 신진대사 기능을 높여 줌과 동시에, 체온과 면역력도 올려 먹어도 살이 찌지 않는 체질로 만들어 준다.

[블랙푸드와 그 효과]

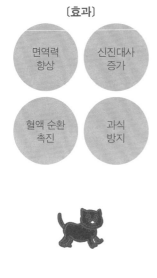

〔효과〕

- 면역력 향상
- 신진대사 증가
- 혈액 순환 촉진
- 과식 방지

〔식품〕

- 검은깨
- 톳
- 다시마
- 현미
- 흑설탕
- 흑식초 등

- 목이버섯
- 미역
- 검은콩
- 전립분* 빵
- 100% 메밀국수

* 껍질과 배아를 분리하지 않은 밀알을 빻아 만든 가루-편집자 주.

흰쌀밥을 먹을 때는
검은깨를 뿌려 먹고,
편의점에서 사던 빵을
전립분 빵으로 바꿔 봐

잘 붓는다

BODY
SWING

원인　　배란 후부터 월경 전까지는 프로게스테론의 작용(29쪽)으로 몸이 심하게 붓기도 한다. 그 밖에도 운동 부족과 염분 과다 섭취 등 생활 습관이 원인이 될 수도 있다.

대처법　① 칼륨 섭취로 남는 수분을 배출한다.
　　　　② 소금 대신 식초를 사용한다.
　　　　③ 걷기운동을 한다.

포인트　월경 전에는 여성 호르몬의 작용으로 몸에 평소보다 많은 수분이 저장되기 때문에 여성이라면 누구나 붓는다. 원래 펌프 작용을 하는 근력이 약한 여성은 그렇지 않아도 혈액 순환이 원활하지 않아 잘 붓는다. 그러니 평소에 적당한 운동과 저염식을 해야 한다는 사실을 잊지 말자.

몸이
부은 것
같지?

대처법 1 | 칼륨 섭취로 남는 수분을 배출한다

칼륨은 이뇨 작용을 한다

몸이 부었다고 느낄 때는 적극적으로 칼륨을 섭취하자.

칼륨은 이뇨 작용을 해서 체내의 남는 수분을 소변으로 배출하게 한다.

칼륨이 풍부한 식품에는 시금치, 사과, 바나나 등이 있는데, 참고로 당분이 걱정된다면 팥으로 만든 디저트도 좋다.

또한 칼륨은 물에 잘 녹는 성질이 있으니 생으로 먹을 수 있는 것은 되도록 그대로 먹고, 조리한다면 굽기나 찜, 전자레인지로 데우는 방법이 좋다.

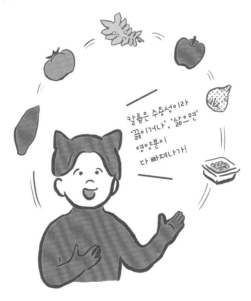

칼륨은 수용성이라 '끓이거나', '삶으면' 영양분이 다 빠져나가!

콩류, 감자류, 해조류, 과일, 말린 과일(무화과), 채소(토마토, 시금치)가 좋다.

대처법 ♣2 | 소금 대신 식초를 사용한다

소금과 간장 줄이고 식초로 부종 해결하기

우리 식탁은 염분투성이 식품으로 넘쳐난다. 염분은 몸에 수분을 저장하게 하는 성질이 있어 몸이 부을 수 있으니 지나치게 섭취하지 않도록 주의해야 한다. 그래서 소금과 간장 대신에 '식초'를 사용하는 저염법을 추천한다. 생선구이에는 쌀 식초, 고기구이에는 발사믹 식초를 마지막에 뿌려 보자. 채소는 곡물식초에 절여 피클로 만들면 드레싱이 필요 없다. 식초에는 장내 환경을 개선하는 작용이 있어 저염식을 하는 동시에 신진대사 기능을 높이는 효과도 있다.

[식초와 찰떡궁합인 식품]

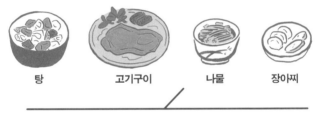

| 탕 | 고기구이 | 나물 | 장아찌 |

소금이나 간장을 줄이고 식초(쌀 식초, 곡물식초, 발사믹 식초 등)를 쓰면 맛있는 저염식을 만들 수 있다!

MINI COLUMN ♣

라면 한 그릇에는 하루치 염분이

일본의 후생노동성이 권장하는 여성의 1일 염분 섭취량은 6.5g이다.(세계 보건기구가 권장하는 하루 소금 섭취량은 5g=나트륨 2,000mg으로 우리나라의 기준도 같다.) 이 양은 라면을 국물까지 다 먹을 때 섭취하는 염분량과 거의 같다. 그뿐만 아니라 조미료, 가공식품, 빵에도 숨겨진 염분이 듬뿍 들었다. 현대인은 자신도 모르는 사이에 과도하게 염분을 섭취하고 있다.

걷기운동을 한다

신진대사 기능이 좋아지면 부종도 개선된다

운동 부족으로 근력이 떨어지면 혈액 순환이 원활하지 않아 신진대사 기능도 둔해진다. 신진대사 기능이 둔해지면 수분을 몸 밖으로 배출하는 기능도 약해져서 얼굴과 손발이 붓는다.

가볍게 시작할 수 있는 운동이라 하면 역시 걷기가 최고다. 약간 숨이 찰 정도의 속도로 코스 중간에 계단이나 오르막길이 있으면 더 좋다. 하루에 30분이 적당하며 10분씩 3회로 나누어서 걸어도 상관없다. 퇴근길에 지하철역 한 정거장만 걸어도 충분하니 꾸준히 매일 해 보자.

GOOD

속도는 옆 사람과 간신히 대화할 수 있을 정도의 빠르기로, 살짝 숨이 찰 정도가 가장 좋다.

하루에 30분이 적당하고 처음에는 주 3회 정도로 시작해 보자. 꾸준히 하는 것이 중요하기 때문에 무리하지 않는 선에서 자신만의 속도를 찾아야 한다.

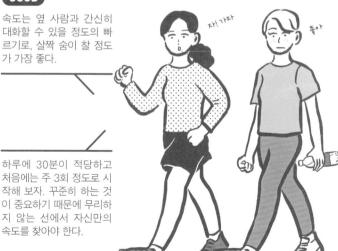

피부 건조

원인 피부가 건조해지는 이유는 콜라겐을 생성해서 피부의 신진대사 기능을 촉진하는 에스트로겐의 분비가 줄어들기 때문이다. 에스트로겐 분비가 줄면 콜라겐 생성도 줄어들다 보니 피부가 생기와 탄력을 잃고 거칠어진다.

대처법 ① 항상 보습에 신경 쓴다.
② 체내 수분 부족에 주의한다.
③ 아로마 오일로 피부를 회복시킨다.

포인트 피부가 건조해지면 몸속과 피부 모두 촉촉하게 해 줘야 한다. 물을 잘 챙겨 마시고 세안 후에는 보습을 충분히 해 주자. 충분한 보습을 위해 기초화장품은 아끼지 말고 듬뿍 바르는 것이 좋다.

대처법 ➕ 1 | 항상 보습에 신경 쓴다

20대 이후부터 피부가 건조해진다

젊을 때는 피지 분비가 많다 보니 자신이 지성피부라고 착각하고 피부를 산뜻하게 관리하는 사람이 많다. 하지만 실제로는 수분이 부족한 '수분 부족형 지성' 피부인 사람도 적지 않다.

또한 피부 노화는 생각보다 빨리 찾아온다는 사실도 명심하자. 여성 호르몬인 에스트로겐 분비가 정점에 도달하는 20대 이후부터 피부는 점점 메말라 간다.

따라서 세라마이드^{ceramide}와 히알루론산^{hyaluronic acid}이 포함된 기초화장품으로 충분히 보습해 주어야 한다. 욕조에 몸을 담그는 동안 팩을 하는 방법도 좋다.

[보습 포인트]

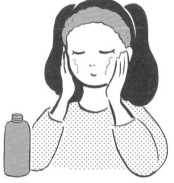

GOOD

기초화장품은 듬뿍 바른다. 고가의 화장품을 아껴 바르기보다는 아낌없이 듬뿍 쓸 수 있는 가격대의 화장품으로 관리하는 것이 좋다.

- 세라마이드
- 히알루론산

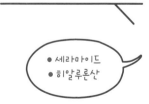

포인트 ❶	포인트 ❷	포인트 ❸
세안을 정성 들여서 한다.	세안을 마치면 바로 보습한다.	기초화장품은 듬뿍 바른다.

대처법 ➕2 | 체내 수분 부족에 주의한다

물을 충분히 마시면 혈액 순환이 촉진돼 피부도 촉촉

체내 수분 부족도 피부가 건조해지는 원인 중 하나다. 피부 세포의 60%는 수분으로 이루어져 있으며, 피부 세포에 영양을 공급하는 혈액을 만드는 데도 수분이 필요하다.

따라서 수분이 부족하면 혈액이 끈적해지고 피부의 신진대사 활동을 방해한다.

하루에 필요한 수분량은 1.5~2L다. 여기서 절반 정도는 평소 식사로 섭취할 수 있으니 1L 정도는 물로 마셔야 한다. 입술이나 눈이 건조하면 수분 보충이 필요하다는 신호라고 생각하면 된다.

[수분 부족형 지성 피부의 원리]

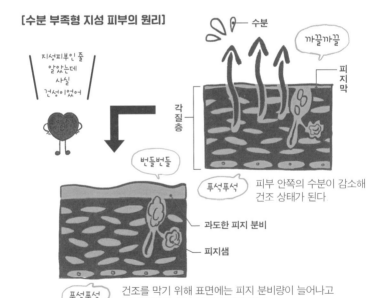

지성피부인 줄 알았는데 사실 건성이었어

수분

까끌까끌

피지막

각질층

번들번들

푸석푸석

피부 안쪽의 수분이 감소해 건조 상태가 된다.

과도한 피지 분비

피지샘

푸석푸석 건조를 막기 위해 표면에는 피지 분비량이 늘어나고 피부 안쪽은 수분 부족 상태가 된다.

아로마 오일로 피부를 회복시킨다

피부를 회복시키는 향으로 얼굴 관리하기

건조함 때문에 피부가 손상되었다면 세포 회복과 보습에 좋은 아로마 오일을 사용해 보자.

세포 회복 작용을 기대할 수 있는 오일은 라벤더, 네롤리, 제라늄이고, 보습에 좋은 오일은 로즈우드, 네롤리, 팔마로사 등이다.

우선 따뜻한 물을 담은 세숫대야에 아로마 오일을 1~3방울 떨어뜨려 섞은 다음, 눈을 감고 증기를 얼굴에 쏘인다. 이때 동시에 코로 향을 맡으면 마음도 안정된다.

[피부에 좋은 아로마 오일]

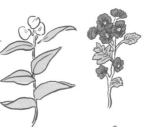

로즈우드(Rosewood)

장미와 비슷한 향이 나는 오일. 주성분인 리나롤(linalool)이 피부 세포의 활동을 활발하게 한다.

제라늄(Geranium)

피지 분비의 균형을 맞춰 피부를 촉촉하게 해 준다. 안티에이징에 필수로 꼽히는 오일.

네롤리(Neroli)

비터 오렌지꽃에서 추출한 오일. 피부의 신진대사 활동을 촉진하고, 주름 개선 효과도 있다.

팔마로사(Palmarosa)

인도의 전통 의학 아유르베다(Ayurveda)에서 오래전부터 사용해 온 오일. 피지와 수분의 균형을 맞춰 준다.

라벤더(Lavender)

항염증 효과가 있고 소독 작용을 해서 건조함 때문에 상처 입은 피부를 회복시킨다.

07 주름지고 처진 피부

원인 젊을 때 생기는 주름은 자외선, 스트레스, 피로, 월경 중의 에스트로겐 분비 감소 등이 원인이다(27쪽). 하지만 40대 이후에 급격히 피부에 주름이 생기고 처지는 현상이 나타나는 이유는 여성 호르몬 자체가 점점 감소함에 따른 노화 현상이다.

대처법 ① 자외선으로부터 몸을 지킨다.

포인트 30대까지 초기 노화로 생긴 건조성 주름은 보습으로 충분히 개선할 수 있다. 하지만 40대가 되면 본격적으로 얼굴에 깊은 주름이 새겨지기 시작한다. 조금이라도 피부 노화를 늦추려면 자외선을 차단하자.

UV다.
피해!

자외선으로부터 몸을 지킨다

자외선이 만드는 활성산소는 피부의 적

자외선을 쏘이면 피부에서 활성산소*가 발생한다. 활성산소는 피부 세포에 손상을 주고 이 상처는 주름과 기미가 된다. 그뿐만 아니라 스트레스나 피로도 활성산소의 증가 원인이라는 사실은 이미 널리 알려져 있다.

또한 자외선은 피부에 직접 쏘이지 않아도 눈을 통해 들어와 뇌가 기미를 만들라는 명령을 내리게 한다. 외출할 때는 선크림은 물론, 선글라스로 자외선을 반드시 차단하자. 실내에서도 창문이 있으면 자외선이 들어오니 꼭 커튼을 치고 선크림을 발라야 한다.

* 체내 세균과 바이러스를 죽이는 산소 분자. 과도하게 증가하면 체내의 정상 세포를 공격해 죽이기도 한다.

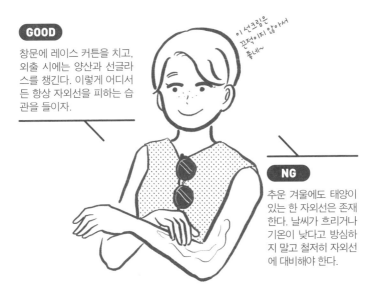

GOOD

창문에 레이스 커튼을 치고, 외출 시에는 양산과 선글라스를 챙긴다. 이렇게 어디서든 항상 자외선을 피하는 습관을 들이자.

이 선크림은 끈적이지 않아서 좋네~

NG

추운 겨울에도 태양이 있는 한 자외선은 존재한다. 날씨가 흐리거나 기온이 낮다고 방심하지 말고 철저히 자외선에 대비해야 한다.

푸석푸석한 머릿결

원인   머리카락이 푸석해지는 원인 중 하나가 바로 자외선이
다. 머리카락은 자외선 손상을 받기 가장 쉬운 부분이지
만, 대부분 제대로 관리하지 않는다. 자외선으로 손상된
머리카락은 큐티클(머리카락을 덮고 있는 각질층-번역자 주)이
떨어져 쉽게 푸석해진다.

대처법   ① 헤어드라이어를 올바르게 사용한다.
② 머리카락을 만드는 영양분을 섭취한다.
③ 두피 마사지로 혈액 순환을 촉진한다.

포인트   아름다운 모발은 여성스러움의 상징이기도 하다. 따라서
머리카락이 손상되거나 푸석해지면 반드시 관리해야 한
다. 헤어드라이어 사용법에 주의하고, 식사에 조금만 신
경 써도 아름다운 머릿결을 가질 수 있다.

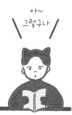

헤어드라이어를 올바르게 사용한다

머리 말리기는 짧게, 멀리서, 머리 전체에

목욕을 마치고 나서 머리를 대충 말리면 머리카락이 손상되어 푸석해지는 원인이 된다. 또한 헤어드라이어를 지나치게 오래 사용해서 마찰로 머리카락이 손상되거나, 자연 건조로 말리다가 세균이 번식해 두피가 가렵고 냄새가 나기도 한다. 이런 문제를 피하려면 우선 헤어드라이어부터 바르게 사용해야 한다.

머리를 감은 후에는 우선 수건으로 최대한 말린다. 헤어드라이어는 머리에서 30cm 정도 떨어뜨려서 머리 전체에 따뜻한 바람이 닿도록 해야 한다. 또한 어느 정도 마르면 차가운 바람으로 바꿔서 머리카락이 지나치게 열을 받지 않도록 하자.

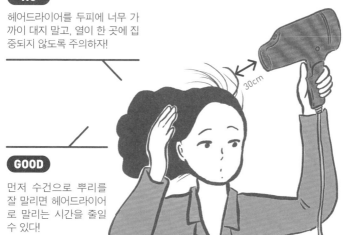

NG

헤어드라이어를 두피에 너무 가까이 대지 말고, 열이 한 곳에 집중되지 않도록 주의하자!

30cm

GOOD

먼저 수건으로 뿌리를 잘 말리면 헤어드라이어로 말리는 시간을 줄일 수 있다!

머리카락을 만드는 영양분을 섭취한다

고단백 식사로 머리카락에 영양을 공급하자

모발의 주성분은 케라틴^{Keratin}이라는 단백질이다. 케라틴이 부족하면 머리카락이 푸석해지고 힘과 윤기가 없어진다. 머리카락이 잘 자라지 않는다면 이 또한 케라틴 부족이다.

아름다운 머리는 고단백 식사로 지킬 수 있다. 단백질은 고기, 생선, 달걀 같은 식품에 많이 들어 있다. 하지만 단백질만으로는 부족하다. 미네랄과 비타민도 함께 먹어야만 섭취한 단백질을 케라틴으로 바꿀 수 있다. 식사 때는 고기나 생선을 꼭 섭취하고 간식으로 견과류를 먹는 식으로 방법을 찾아보자.

[모발에 좋은 3가지 영양소]

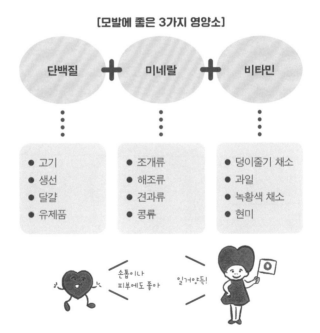

단백질	➕	미네랄	➕	비타민
● 고기 ● 생선 ● 달걀 ● 유제품		● 조개류 ● 해조류 ● 견과류 ● 콩류		● 덩이줄기 채소 ● 과일 ● 녹황색 채소 ● 현미

손톱이나 피부에도 좋아

일거양득!

대처법 ➕3 | 두피 마사지로 혈액 순환을 촉진한다

두피의 혈액 순환은 머리카락의 생명줄

건물을 지을 때도 토대가 튼튼해야 그 위에 세운 건물이 안전하다. 따라서 두피가 건강해야 힘, 윤기, 탄력이 있는 아름다운 머릿결을 유지할 수 있다.

머리카락에 힘이 없다면 두피의 혈액 순환이 원활하지 않은 경우가 많으니 두피 마사지로 혈액 순환을 촉진해 보자.

양손 열 개의 손가락으로 두피를 단단히 잡고 두피를 전후, 좌우로 움직인다. 이때 손톱은 세우지 말고 손끝으로 자극한다. 두피가 부드러워지는 목욕 중에 하면 더 효과적이다.

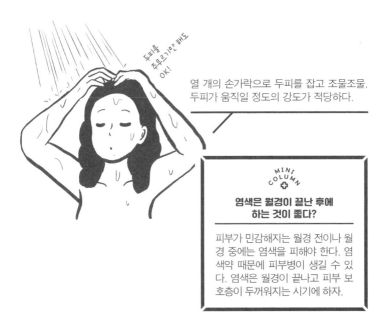

두피를 주물르기만 해도 OK!

열 개의 손가락으로 두피를 잡고 조물조물.
두피가 움직일 정도의 강도가 적당하다.

MINI COLUMN ➕

염색은 월경이 끝난 후에 하는 것이 좋다?

피부가 민감해지는 월경 전이나 월경 중에는 염색을 피해야 한다. 염색약 때문에 피부병이 생길 수 있다. 염색은 월경이 끝나고 피부 보호층이 두꺼워지는 시기에 하자.

피부 트러블과 뾰루지

BODY
SWING

원인   피지 분비량이 많아지는 배란 후부터 월경 전까지는 뾰루지가 잘 생긴다(27쪽). 스트레스 역시 피부 트러블의 요인이다. 스트레스를 받으면 남성 호르몬이 활발해져 피지 분비가 많아지기 때문이다.

대처법   ① 동물성 지방을 피한다.
② 비타민을 챙겨 먹는다.
③ 발효식품으로 속부터 깨끗한 피부를 만든다.

포인트   뾰루지 치료는 진찰하는 의사에 따라 다르다. 피부과에 가면 보통 비타민이나 항생제를 처방해 준다. 하지만 산부인과에서는 저용량 피임약(154쪽)으로 호르몬 균형을 맞추는 근본적인 치료를 받을 수 있다.

월경 전에는
참 힘들구나

동물성 지방을 피한다

동물성 지방 과다 섭취가 여드름을 부른다

프로게스테론이 활발하게 분비되는 배란 후부터 월경 전까지는 피지 분비가 늘어 피부가 끈적거린다. 사람에 따라서는 모공이 막혀 성인임에도 여드름(뾰루지)이 생길 수 있다.

이 시기에는 고기나 유제품 같은 동물성 지방을 적당히 피해야 한다. 동물성 지방은 소 갈빗살, 소고기 등심, 삼겹살, 우유, 치즈, 버터, 생크림 같은 식품에 많이 함유되어 있다.

대신 다음 페이지에서 소개하는 비타민이 풍부한 식품과 발효식품을 적극적으로 섭취하자.

[동물성 지방을 많이 함유한 식품]

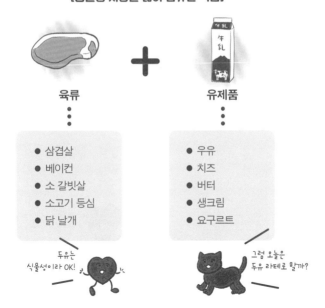

육류

- 삼겹살
- 베이컨
- 소 갈빗살
- 소고기 등심
- 닭 날개

유제품

- 우유
- 치즈
- 버터
- 생크림
- 요구르트

두유는
식물성이라 OK!

그럼 오늘은
두유 라테로 할까?

| # 비타민을 챙겨 먹는다

피부의 신진대사 향상에는 비타민 B군과 비타민 C가 좋다

술을 많이 마시거나 간편식을 자주 먹는 사람은 항상 비타민이 부족하다. 하지만 비타민은 피부 재생을 도와주는 중요한 영양소다. 따라서 피부 트러블이 신경 쓰일 때는 비타민을 챙겨야 한다.

제철 채소나 과일에 풍부한 비타민 B군은 피지 분비를 조절하거나 피부 재생 기능을 높여 준다. 또한 콜라겐 생성을 돕는 비타민 C와 함께 섭취하면 더 효과적이다.

[챙겨야 할 비타민]

비타민 C ➕ 비타민 B군

- 파프리카
- 키위
- 브로콜리
- 유채
- 딸기

- 현미
- 돼지고기
- 낫토
- 유제품
- 간

챙겨 먹기가
쉽지 않아……

챙겨 먹기 힘들면
영양제도 괜찮아!

발효식품으로
속부터 깨끗한 피부를 만든다

장이 깨끗하면 피부도 깨끗해진다

장내 환경 개선은 피부미인이 되는 지름길이다. 장 속이 깨끗하면 영양분을 충분히 흡수해서 몸 구석구석까지 보내 줄 수 있고, 피부의 신진대사도 활발해지기 때문이다.

장내 환경을 개선하는 식품은 낫토, 된장, 감식초, 요구르트, 치즈와 같은 발효식품이다. 이 식품에 함유된 유산균은 장내 유익균 활동에 도움을 주어 변비, 피부 트러블, 뾰루지 문제를 해결해 준다. 또한 디톡스 효과도 좋아 다이어트에도 최고다.

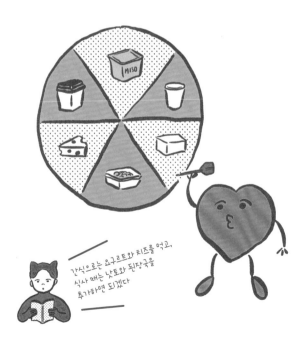

간식으로는 요구르트와 치즈를 먹고,
식사 때는 낫토와 된장국을
추가하면 되겠다

식욕부진

BODY SWING

원인   우선은 소화기 계통이나 갑상샘 질병은 아닌지 의심하면서, 고민이 있거나 스트레스를 받고 있지는 않은지 정신적 영향도 생각해 보자. 몸이 차가워지는 월경 중에는 위장 기능이 둔해져 식욕이 떨어지는 사람도 있다.

대처법   ① 소화가 잘되는 음식을 먹는다.

포인트   월경 전에 식욕이 왕성해지는 사람이 있는가 하면, 떨어지는 사람도 있다. 월경 전부터 기간 내내 식욕이 떨어지더라도 끝나고 나서 식욕이 원래대로 돌아온다면 여성호르몬의 변화 때문이니 걱정할 필요는 없다.

몸을
달래 줘

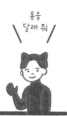

대처법 ➕ 1 | 소화가 잘되는 음식을 먹는다

식욕이 당기지 않을 때는 먹지 않아도 괜찮다

식욕이 당기지 않을 때는 억지로 먹을 필요 없다. '삼시세끼를 꼭 챙겨 먹어야 한다'는 법은 어디에도 없다. 위가 음식을 원할 때까지 기다리자. 다만 수분 보충만은 잊지 않도록 조심해야 한다.

꼭 먹어야 하는 상황이라면 소화가 잘되는 음식을 선택한다. 우동이나 죽을 주메뉴로 삼고 달걀이나 닭가슴살로 단백질을 보충하면 된다.

또한 교감 신경이 지나치게 활성화되어 식욕부진이 생기는 일도 있으니 충분히 휴식해야 한다는 사실도 잊지 말자.

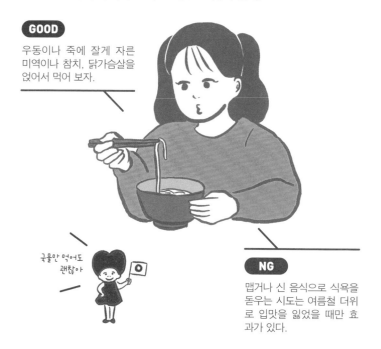

GOOD

우동이나 죽에 잘게 자른 미역이나 참치, 닭가슴살을 얹어서 먹어 보자.

국물만 먹어도 괜찮아

NG

맵거나 신 음식으로 식욕을 돋우는 시도는 여름철 더위로 입맛을 잃었을 때만 효과가 있다.

11 두통

원인 오랜 시간 컴퓨터 앞에 앉아 있으면 눈이나 목 주변 근육이 뻣뻣해지면서 혈액 순환 문제로 두통이 생긴다. 세로토닌이 급격히 감소하는 월경 전부터 끝날 때까지 머리가 욱신욱신 쑤신다(27쪽).

대처법 ① 빛, 냄새, 소리 같은 자극을 피해 안정을 취한다.
② 뭉쳐서 뻣뻣해진 근육을 풀어 준다.

포인트 두통에는 여러 종류가 있다. 그중에는 두통 전문의가 아니면 치료할 수 없는 질병도 있으니 갑자기 극심한 두통이 생기거나 저림이나 발열을 동반한 두통이 생기면 바로 의사와 상담해야 한다. 가벼운 두통이라면 참지 말고 두통약을 먹자.

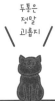

두통은
정말
괴롭지

[이 두통의 정체는?]

**여성들이 주로 겪는 두통은 편두통과 근 긴장성 두통이다.
어떤 두통인지에 따라 대처법이 달라진다.
우선은 당신을 괴롭히는 두통의 정체가 무엇인지 파악부터 하자.**

☐ 머리 전체가 죄어오듯이
아프다.

☐ 두통과 함께 눈이 피로하고
온몸이 나른해진다.

☐ 뒷머리에서 목까지 짓누르는
듯하다.

☐ 따뜻하게 하면 편안해진다.

☐ 움직이면 통증이 줄어든다.

☐ 관자놀이에서 눈 주변까지 욱신
욱신하며 맥이 뛰듯이 아프다.

☐ 두통과 함께 구역질이 나거나
속이 메슥거린다.

☐ 두통과 함께 빛이나 소리에
민감해진다.

☐ 시원하게 하면 편안해진다.

☐ 움직이면 통증이 심해진다.

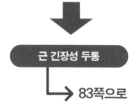

근 긴장성 두통

→ 83쪽으로

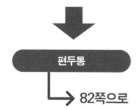

편두통

→ 82쪽으로

81

대처법 ✚ 1 | 빛, 냄새, 소리 같은 자극을 피해 안정을 취한다

맥박이 뛰는 듯한 통증이 주변의 자극으로 더 심해진다

편두통은 어떠한 원인으로 뇌의 혈관이 확장되면서 주변 신경을 압박해 생긴다. 여성의 경우는 세로토닌의 급격한 감소로 혈관이 확장되는 월경 전부터 끝나는 기간 사이에 잘 생긴다.

관자놀이에서 눈 주변까지 욱신욱신하며 맥이 뛰는 것 같은 통증이 특징이다. 빛과 소리 같은 자극이 통증을 악화시킬 수 있으므로 무조건 어둡고 조용한 장소에서 안정을 취해야 한다.

또한 마그네슘과 비타민 B_2가 부족하면 편두통이 생기기 쉬우니 톳, 검은콩, 간, 달걀 같은 식품을 섭취하자.

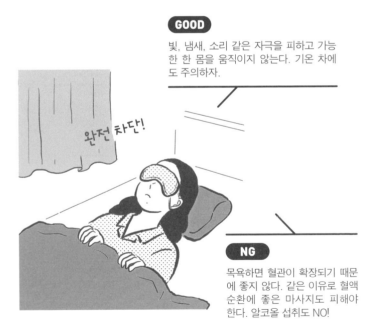

GOOD

빛, 냄새, 소리 같은 자극을 피하고 가능한 한 몸을 움직이지 않는다. 기온 차에도 주의하자.

완전 차단!

NG

목욕하면 혈관이 확장되기 때문에 좋지 않다. 같은 이유로 혈액 순환에 좋은 마사지도 피해야 한다. 알코올 섭취도 NO!

대처법 2 | 뭉쳐서 뻣뻣해진 근육을 풀어 준다

원인은 스마트폰으로 인한 눈과 어깨의 피로

근 긴장성 두통은 운동 부족이나 스트레스로 근육이 뭉쳐 혈액 순환이 원활하지 않아 생긴다. 장시간 컴퓨터 작업을 하거나 스마트폰을 사용해서 눈, 목, 어깨에 피로가 쌓였을 때 생기는, 다시 말해 화면이랑 '눈싸움하다 생기는 두통'이다.

근 긴장성 두통을 완화하려면 뭉쳐서 뻣뻣해진 근육을 풀어 주는 방법이 제일 좋다. 스트레칭이나 체조로 상반신을 움직여 보자.

목욕이나 마사지로 몸을 따뜻하게 해서 머리나 목 주변 혈액 순환을 원활하게 하는 방법도 좋고, 욕조에 몸을 담그고 두피 마사지(73쪽)를 하면 더 효과적이다.

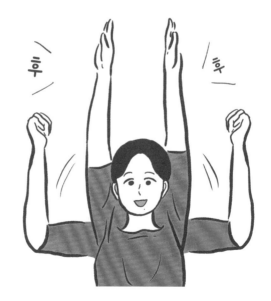

숨을 들이마시면서 양팔을 위로 쭉 뻗고 '후' 하고 숨을 내뱉으며 90°로 구부리듯이 팔을 내린다. 20회씩 2세트 반복하기.

신체적 변화

12 목, 어깨 결림

원인 스마트폰이나 컴퓨터를 오랫동안 사용하거나 같은 동작
을 계속 반복하면 만성적 목, 어깨 결림이 생긴다. 자세와
동작에 변화가 없으면 특정 근육이 굳어서 혈액 순환을
방해하기 때문이다.

대처법 ① 나쁜 자세를 교정한다.
② 혈액 순환에 좋은 음식을 먹는다.
③ 손발 털기 체조를 한다.

포인트 다리를 꼬거나 턱을 괴는 버릇처럼 몸에 밴 나쁜 자세도
영향을 미친다. 혈액 순환이 원활하지 않아 월경 중에 어
깨 결림을 느끼는 사람이 많다. 같은 자세로 오래 있지
말고 적절하게 몸을 움직여야 한다는 사실을 명심하자.

대처법 1 | 나쁜 자세를 교정한다

대부분 버릇이나 습관이 원인

'결림'은 쉽게 말해 근육이 뭉쳐서 굳은 탓에 혈액 순환이 원활하지 않은 상태를 말한다.

항상 같은 자세를 취하면 특정 근육만 수축하고 다른 근육은 계속 이완 상태가 되기 때문에 혈액 흐름이 정체되고 결림이 생기기 쉽다.

스마트폰을 오래 보고 항상 같은 어깨에 가방을 메며, 일할 때 항상 다리를 꼬고 턱을 괸다.

이런 습관이나 버릇을 고치면 만성적인 목과 어깨 결림도 사라질 것이다.

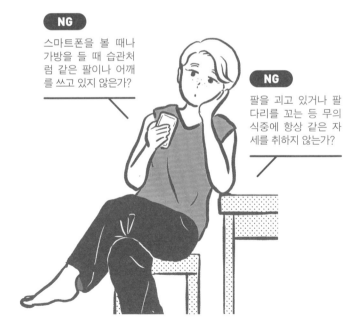

NG
스마트폰을 볼 때나 가방을 들 때 습관처럼 같은 팔이나 어깨를 쓰고 있지 않은가?

NG
팔을 괴고 있거나 팔다리를 꼬는 등 무의식중에 항상 같은 자세를 취하지 않는가?

대처법 2 | 혈액 순환에 좋은 음식을 먹는다

향미 채소 먹고 혈액 순환을 원활하게

몸이 찬 사람은 목과 어깨 결림이 심한 경향이 있다.

목과 어깨가 결리는 증상이 있고 손발과 몸이 차다면 혈액 순환에 도움이 되는 음식을 먹어 증상을 개선해 보자.

혈액 순환 개선에 효과가 좋은 음식은 양파, 생강, 마늘, 파 같은 향미 채소와 비타민 E가 풍부한 녹황색 채소(호박, 브로콜리, 시금치 등)다. 그중에서도 피를 맑게 하는 양파 요리를 추천한다.

[간단! 통양파 찜]

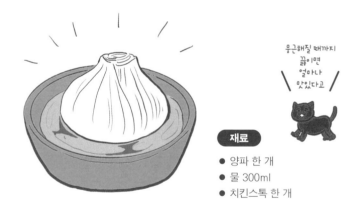

물근해질 때까지
끓이면
얼마나
맛있다고

재료

- 양파 한 개
- 물 300ml
- 치킨스톡 한 개

조리법

1. 양파 껍질을 벗기고 랩으로 감싼 뒤에 전자레인지(600W)로 5분간 가열한다.
2. 냄비에 물과 치킨스톡을 넣고 끓어오르면 양파를 넣어서 3분간 끓인다.
3. 취향에 따라 베이컨을 넣어도 좋다.

대처법 3 | 손발 털기 체조를 한다

한 시간에 한 번은 반드시 몸을 움직이자!

사람은 수면 중에 20~30회 정도 몸을 뒤척여 근육에 걸리는 압박을 분산하고 혈액의 흐름이 막히지 않도록 한다. '계속 같은 자세를 취하면 안 된다'라는 본능이 그렇게 만든다.

몇 시간 동안 같은 자세로 있으면 목이나 어깨 결림은 물론, 심하면 정맥에 피가 엉겨서 이코노미클래스 증후군을 유발할 수 있다.

사무직인 사람은 집중력이 흐트러지는 한 시간을 기준으로 몸을 움직여 혈액 순환을 촉진해 보자. 기지개를 켜거나 허리를 트는 것만으로도 효과가 있다.

GOOD

허리를 틀거나 팔을 쭉 뻗는 동작만으로도 충분하다. 기분 전환 삼아 한 시간에 한 번 정도 해 보자.

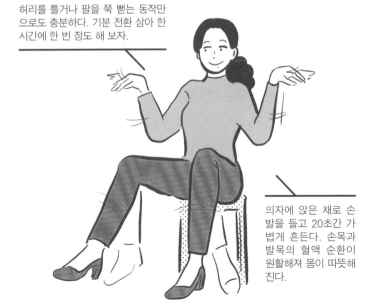

의자에 앉은 채로 손발을 들고 20초간 가볍게 흔든다. 손목과 발목의 혈액 순환이 원활해져 몸이 따뜻해진다.

변비, 복부 팽만감

13

원인 식생활, 피로, 스트레스, 운동 부족, 수면 부족, 냉증 등등 변비가 생기는 이유는 다양하지만, 특히 배란 후부터 월경 전까지 변비가 생기는 일이 많다. 이는 프로게스테론의 분비량이 늘어 장의 연동운동*이 약해지기 때문이다.

* 소화된 음식물을 장 속에서 이동시키거나 변을 몸 밖으로 배출하는 작용.

대처법 ① 하루에 한 번 오일을 섭취한다.
② 발효식품과 식물섬유로 유익균을 늘린다.
③ 가스 제거 자세로 복부 팽만감을 완화한다.
④ 변비 해소 마사지로 변을 밀어낸다.

포인트 보통은 생활 습관 개선으로 좋아질 수 있다. 하지만 어쩔 수 없이 변비약을 먹어야 한다면 몸에 부담이 적은 약으로 고르자. 또한 다이어트로 과도하게 식사량을 줄이면 신호를 잘 느끼지 못할 수도 있으니 조심하자.

하루에 한 번 오일을 섭취한다

장 속에서 쑥 미끄러져 나오게 도와주는 오일

물을 많이 마시면 변비가 없어진다고 하지만 의학적으로 의심스러운 말이다. 물론 적당한 수분 보충은 필요하지만, 변비 해소를 위해서라면 오일을 섭취해 변이 잘 미끄러져 나올 수 있게 하는 편이 더 낫다.

올리브 오일에 함유된 올레인산$^{oleic\ acid}$은 소장에서 거의 흡수되지 않고 대장까지 내려가 배변을 유도한다. 또한 코코넛 오일의 라우린산$^{lauric\ acid}$은 장 속 유해균을 퇴치해 준다.

다만 하루 섭취 열량을 초과하지 않도록 주의해야 한다. 하루에 1~2큰술 정도가 적당하다.

GOOD

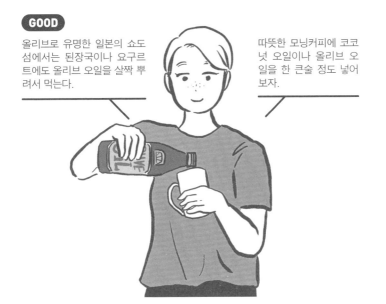

올리브로 유명한 일본의 쇼도 섬에서는 된장국이나 요구르트에도 올리브 오일을 살짝 뿌려서 먹는다.

따뜻한 모닝커피에 코코넛 오일이나 올리브 오일을 한 큰술 정도 넣어보자.

대처법 ➕2 | 발효식품과 식물섬유로 유익균을 늘린다

유익균을 늘려서 변비 없는 일상으로

유익균(유산균, 비피두스균, 누룩균 등)이 함유된 발효식품과 유익균의 먹이인 식물섬유가 풍부한 식품은 둘 다 섭취량이 부족해지기 쉽지만, 변비 개선에는 효과가 매우 좋다.

대두 발효식품, 유제품, 절임 채소로 유익균을 적극적으로 섭취하고, 뿌리채소와 해조류 같은 식물섬유를 장 속으로 보내서 유익균에 영양을 공급해 증식시킨다. 이와 같은 노력으로 장 속 세균 균형에서 유익균이 우위를 차지하면, 장의 연동운동이 활발해져 자연스럽게 신호가 온다.

[유익균을 늘리는 식품]

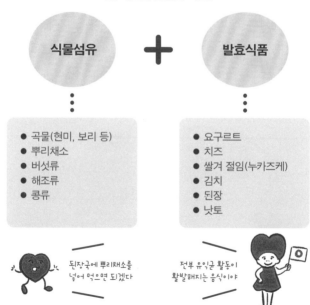

식물섬유 ➕ 발효식품

- 곡물(현미, 보리 등)
- 뿌리채소
- 버섯류
- 해조류
- 콩류

- 요구르트
- 치즈
- 쌀겨 절임(누카즈케)
- 김치
- 된장
- 낫토

된장국에 뿌리채소를 넣어 먹으면 되겠다

전부 유익균 활동이 활발해지는 음식이야

| ## 가스 제거 자세로
복부 팽만감을 완화한다

복부 팽만감이 들 때는 고기보다 콩을 먹자

변비도 아닌데 왠지 배가 빵빵해서 힘들어…… 이런 느낌이 든다면 장 속에서 번식한 유해균이 발생시킨 가스 때문인지도 모른다.

유해균은 고기나 달걀 같은 동물 단백질을 과도하게 섭취했을 때 늘어난다. 같은 단백질이라도 낫토나 두부 같은 식물 단백질은 가스를 발생시키지 않으니 고기보다는 가능하면 콩 제품을 섭취하자.

이미 배 속에 찬 가스는 가스 제거 자세로 빼낼 수 있다. 장을 자극해 변비 개선에도 효과가 좋다.

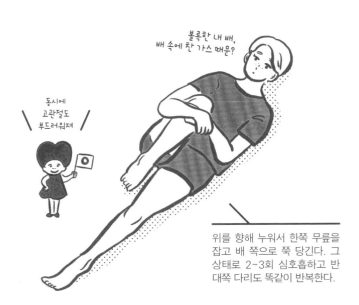

볼록한 내 배,
배 속에 찬 가스 때문?

동시에
고관절도
부드러워져

위를 향해 누워서 한쪽 무릎을 잡고 배 쪽으로 쭉 당긴다. 그 상태로 2~3회 심호흡하고 반대쪽 다리도 똑같이 반복한다.

| # 변비 해소 마사지로
변을 밀어낸다

장 마사지로 연동운동을 활발하게!

한시라도 빨리 가뿐해지고 싶다면 마사지로 대장의 연동운동을 촉진해 보자.

우선 옆구리를 부드럽게 밀거나 주물러서 풀어 준다. 옆구리에는 '대맥(帶脈)'이라는 변비 해소에 좋은 혈이 있다.

다음으로 배꼽 주변과 대장의 구불잘록창자(S상결장)가 있는 왼쪽 아랫배 주변에 손을 대고 쌓여 있는 변을 직장으로 보내듯이 천천히 움직인다. 그냥 문지른다기보다는 배 위에서 장을 주무른다는 생각으로 마사지한다. 단 도중에 통증이 느껴지면 즉시 중단해야 한다.

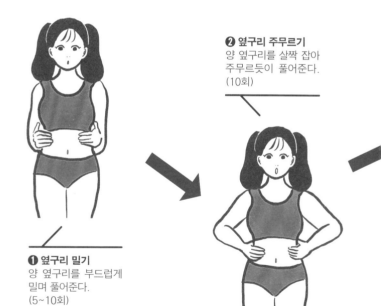

❷ 옆구리 주무르기
양 옆구리를 살짝 잡아
주무르듯이 풀어준다.
(10회)

❶ 옆구리 밀기
양 옆구리를 부드럽게
밀며 풀어준다.
(5~10회)

심호흡하면서 천천히 자극해 봐.
다만 복부 팽만이 심해서
통증이 있을 때는
하지 않는 것이 좋대

❸ 시계방향으로 배를 누른다
배에 손을 올리고 배꼽을 중심으로
시계방향으로 움직인다.
(5바퀴)

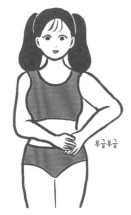

부글부글

❹ 배꼽에서 가랑이 사이를 누른다
배꼽 왼쪽 아래부터 가랑이 사이를
향해 장을 따라 변을 밀어낸다는
생각으로 손을 움직인다.
(2~3회)

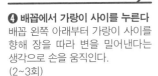

14 요통

원인   나쁜 자세를 취하거나 장시간 같은 자세로 허리에 부담을 줄 때, 또 운동 부족이나 냉증으로 인해 혈액 순환이 원활하지 않을 때도 요통이 발생한다. 또한 여성 호르몬의 변화로 인해서도 요통이 생길 수 있다.

대처법   ① 냉증에 좋은 식품을 섭취해 요통을 개선한다.
② 허리 주변 근육을 풀어 준다.

포인트   우선은 냉증과 근육 뭉침을 의심해 볼 수 있다. 그 외에는 자궁이나 난소 질병, 신장 질병 등이 요통을 일으키기도 한다. 운동과 식사로 혈액 순환을 원활하게 해도 통증이 가라앉지 않을 때는 산부인과 진찰을 받자.

근육을
풀어 줘!

대처법 ✚ 1 | 냉증에 좋은 식품을 섭취해 요통을 개선한다

냉증에서 오는 요통은 '양기' 보충으로 개선

동양의학에서는 몸을 따뜻하게 하는 기운을 '양기', 차게 하는 기운을 '음기'로 구분한다. 물론 예외도 있지만, 일반적으로 땅에서 자라고 난색(붉은색, 주황색, 노란색)을 띠고 있으며, 둥글고 수분이 많으며 발효된 식품이 양기를 보충해 준다고 한다.

체온이 낮아지는 월경 중에는 몸이 차서 요통이 생기기 쉬우니 양기를 보충하는 식품으로 몸을 따뜻하게 하자.

반면 카페인이나 여름 채소, 열대과일은 음기를 보충하는 식품으로 몸을 차게 만들기 때문에 이 시기에는 피해야 한다.

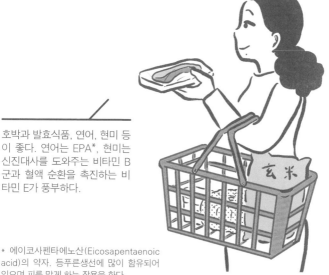

호박과 발효식품, 연어, 현미 등이 좋다. 연어는 EPA*, 현미는 신진대사를 도와주는 비타민 B군과 혈액 순환을 촉진하는 비타민 E가 풍부하다.

* 에이코사펜타에노산(Eicosapentaenoic acid)의 약자. 등푸른생선에 많이 함유되어 있으며 피를 맑게 하는 작용을 한다.

대처법 ❤2 | 허리 주변 근육을 풀어 준다

매일 가벼운 근육 운동으로 바른 자세를 되찾는다

벽에 양다리의 발꿈치를 딱 붙이고 서 보자. 뒤통수와 어깨뼈, 엉덩이가 벽에 자연스럽게 닿는가? 닿지 않는 사람은 자세가 틀어졌을 수도 있다.

틀어진 자세는 만병의 근원이다. 간단한 운동과 스트레칭을 매일 꾸준히 해서 바른 자세를 되찾자.

골반과 이어진 허벅지 다이어트에 도움이 되는 스쿼트로 몸통을 단련하여 몸을 지탱하는 힘을 키울 수 있다.

또한 뭉친 허리 근육을 풀어서 부드럽게 만들어 주는 고양이 자세는 허리 부담을 줄여 준다.

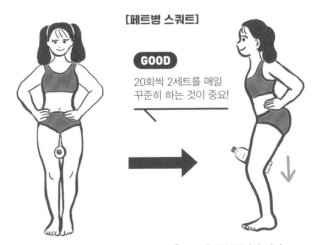

[페트병 스쿼트]

GOOD

20회씩 2세트를 매일 꾸준히 하는 것이 중요!

❶ 페트병을 다리 사이에 끼운다
손은 허리에 대고 똑바로 서서 허벅지에 페트병을 끼운다. 물은 넣지 않아도 된다.

❷ 무릎을 구부렸다가 편다
숨을 들이마시면서 무릎이 너무 앞으로 나오지 않도록 하면서 허리를 낮춘다. 숨을 내쉬면서 원래대로 편다.

[고양이 자세 스트레칭]

한 시간에 한 번은 허리
를 움직이는 습관을 들
이자!

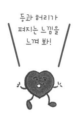

등과 허리가
펴지는 느낌을
느껴 봐!

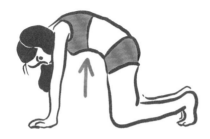

❶ 등을 둥글게 한다
바닥에 양손과 양 무릎을 대고 숨을 들
이마시면서 고양이처럼 등을 쑥 올려
둥글게 한다.

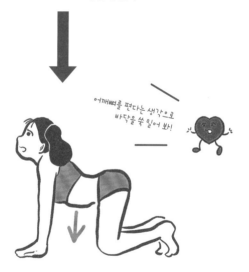

어깨뼈를 편다는 생각으로
바닥을 쑥 밀어 봐!

❷ 반대로 휜다
얼굴은 천장을 향하고 숨을 내쉬며 등을 아래로 내려 휘게 한다.
단 통증이 심하면 억지로 할 필요는 없다.

LET'S TRY

한방 체험기

한의원은 도대체 어떤 진료를 하는 곳일까? 소박한 질문으로 가득한 한방 초보들을 대표해서 주영 씨가 체험에 나섰다!

체험자 주영 씨

PMS(premenstrual syndrome, 월경 전 증후군)가 매년 점점 심해져 한방내과에 상담받으러 갔습니다. 선생님이 한방은 PMS의 다양한 증상에 세세하게 대처할 수 있어 좋다고 하시더군요. 체질과 몸 상태에 맞춘 한약을 몇 달간 계속 먹으면서 천천히 고쳐 가기로 했습니다. 반신반의로 시작한 치료였지만 정말 조금씩 증상이 좋아지고 있습니다.

[어떤 한약이었을까?]

가미소요산(加味逍遙散)

스트레스로 지친 몸과 마음에 효과가 있습니다. 또한 혈액 순환을 원활하게 해 월경 불순, 현기증, 두통을 완화하는 효과도 있습니다.

[복용 기간]

1개월

개별 포장된 약을 하루에 세 번, 식전과 식간에 따뜻한 물과 함께 먹었습니다. 위가 비어 있을 때 먹어야 생약의 효과가 커진다고 합니다.

[비용]

월 16,000원 정도(보험 적용)

[4진]

● **망진(望診)**

체형, 자세, 걸음걸이, 얼굴색, 피부와 혀의 상태 등 외관을 관찰한다.

● **문진(聞診)**

목소리 상태, 체취와 구취, 기침 등을 확인한다.

● **문진(問診)**

증상, 식욕, 생활 습관에 대해 질문한다.

● **절진(切診)**

맥박 속도와 복부 팽창 정도를 손으로 만져 진찰한다.

한의원은 '4진'으로 병의 원인을 찾는대

나도 내 마음을 모르겠어

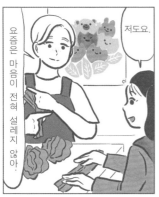

요즘은 마음이 전혀 설레지 않아.

저도요.

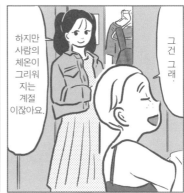

하지만 사람의 체온이 그리워지는 계절이잖아요.

그건 그래.

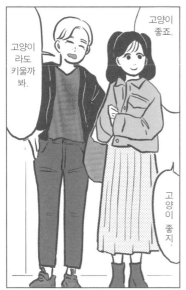

고양이라도 키울까 봐.

고양이 좋죠.

고양이 좋지.

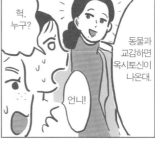

헉, 누구?

동물과 교감하면 옥시토신이 나온대.

언니!

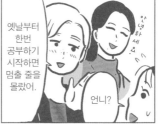

옛날부터 한번 공부하기 시작하면 멈출 줄을 몰랐어.

안녕하세요

언니?

99

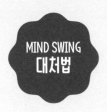

여성 호르몬의 파도와
심리적 변화의 관계

호르몬의 파도 위에서
마음은 롤러코스터를 타는 중

여성 호르몬의 최대 미션은 '종족 보존과 번영'이다. 따라서 자기 자손을 늘리기 위해 몸의 기능은 물론 마음마저 조정한다.

에스트로겐은 사람을 적극적으로 만들고 이성에게 설렘을 느끼게 한다. 프로게스테론은 신중한 마음을 갖게 하고 임신에 대비해 방어력을 높인다.

이 두 호르몬이 주기적으로 늘었다 줄기를 반복하며 여성의 마음을 흔든다. 에스트로겐 분비가 증가하는 월경 후에는 더할 나위 없이 긍정적이며, 배란 후에 프로게스테론 분비가 증가해 마음이 느긋해진다. 그러다 급격한 변화가 일어나는 월경 전에는 짜증이 솟구치고, 기간 중에는 어둡고 우울하다. 이렇게 시기별로 특징이 있다.

억지로 애쓰지 말고 자기 방식대로 지내자

여성 호르몬 분비량이 급격하게 변하는 월경 전에는 특히나 기분 변화가 심하다. 짜증이 폭발하거나 자기혐오에 빠지고 고독에 몸부림치기도 한다. 무조건 마음이 부정적인 방향으로 향하기 쉽다.

그러나 여성의 마음은 월경 주기에 따라서 이리저리 휘둘리다가도 월경이 끝나고 에스트로겐 분비가 증가하면 아무 일도 없었다는 듯이 평온해진다. 그러니 억지로 거스르려 하지 말고 마음을 돌아보는 기회로 삼자.

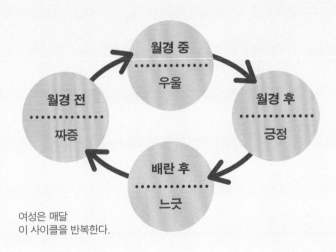

여성은 매달
이 사이클을 반복한다.

15 의욕이 없다

원인 배란 후부터 월경 전까지는 의욕이 떨어질 수밖에 없다. 원래라면 임신 성공을 위해 몸이 쉬어야 하는 시기기 때문이다. 그래서 무리해서 일하거나 과하게 놀아서 몸이 상하지 않도록 여성 호르몬이 제동을 건다.

대처법 ① 자기 기분을 솔직하게 표현한다.
② 생활 속에 향을 적용해 본다.
③ 양치질로 머릿속을 맑게 한다.

포인트 의욕이 없을 때 '그래도 해야 해!'라며 자신을 몰아세우지 말자. 어쩔 수 없이 해야만 한다면 그럴 때 활용할 수 있는 자신만의 '의욕 충전 방법'을 마련하는 것이 좋다.

대처법 1 | 자기 기분을 솔직하게 표현한다

마음이 보내는 휴식 신호를 솔직하게 받아들일 것

월경 전에 무기력한 이유는 여성 호르몬이 '방어' 태세에 들어가기 때문이다. 임신을 대비해 몸을 소중히 다루게 하려는 본능이다.

이럴 때는 억지로 움직이려 하지 말고 마음이 보내는 휴식 신호를 솔직하게 받아들이자.

평소에 척척 해내던 일들이 잘 안 되고, 게으름피우는 것처럼 보이거나, 자기 자신이 한심하게 느껴지는 시기지만, 기력이 회복된 뒤에 두 배로 열심히 하면 된다. 지금은 재충전 중이라고 생각하고 멍하니 있어도 된다.

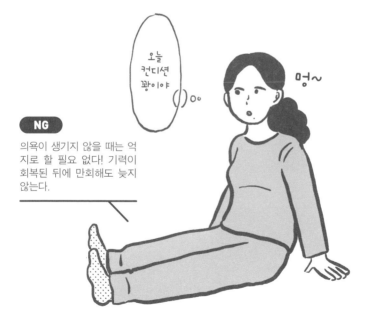

오늘 컨디션 꽝이야

멍~

NG

의욕이 생기지 않을 때는 억지로 할 필요 없다! 기력이 회복된 뒤에 만회해도 늦지 않는다.

대처법 2 | 생활 속에 향을 적용해 본다

기분을 상쾌하게 하는 아로마 향

의욕이 없을 때는 무리하지 말고 쉬는 것이 제일 좋다. 하지만 무슨 일이 있어도 일을 해야 할 때가 있다. 그럴 때는 아로마 오일의 힘을 빌려 교감 신경을 활성화해 보자.

이때는 상쾌한 향이 나는 민트나 감귤 종류 향이 좋다. 핸드타월이나 손수건에 몇 방울 떨어뜨리면 외출할 때도 가지고 다닐 수 있다. 방에서 즐기고 싶다면 따뜻한 물을 담은 컵에 몇 방울 떨어뜨리거나 디퓨저로 향을 퍼뜨려 보자.

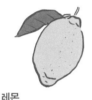

페퍼민트
톡 쏘는 향이 교감 신경을 자극한다. 몸과 마음 모두 상쾌해진다.

레몬
상큼하면서 자극적인 향이 집중력과 기억력을 높인다.

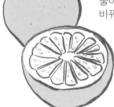

자몽
싱싱한 향기가 불안과 긴장을 풀어 주고 기분을 긍정적으로 바꿔 준다.

베르가모트
달콤하고 상큼한 향이 스트레스 지수를 낮추고 불안을 달래 준다.

로즈메리
청량감 있는 허브 향은 마음을 치유해 밝고 적극적인 방향으로 이끈다.

대처법 +3 | 양치질로 머릿속을 맑게 한다

포인트는 교감 신경의 활성화!

의욕이 없다는 말은 부교감 신경(휴식 상태)이 활성화된 상태라는 의미다. 어떻게 해서든 의욕을 끌어 올리고 싶다면 부교감 신경보다 교감 신경(투쟁 상태)이 더 활발히 작용하도록 바꿔 보자.

신속하게 교감 신경을 활성화하는 방법의 하나는 '양치질'이다. 치약에 포함된 민트 성분이 기분을 확 바꿔 준다.

반대로 잠자리에 들기 직전에 하는 양치질은 쓸데없이 교감 신경을 자극하는 행동이다. 잠을 푹 자고 싶다면 양치질은 저녁 식사 후에 바로 하자.

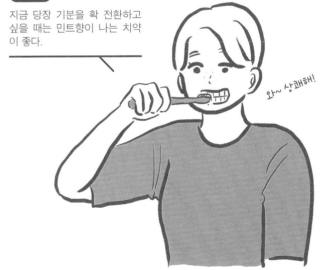

GOOD

지금 당장 기분을 확 전환하고 싶을 때는 민트향이 나는 치약이 좋다.

와~ 상쾌해!

짜증

MIND
SWING

원인   여성 호르몬 분비 균형이 크게 흔들리는 월경 전에는 심리적 균형도 유지하기 어렵다. 이 시기에 짜증이 느는 이유는 에스트로겐 분비 감소와 함께 행복을 느끼게 하는 세로토닌의 분비도 감소하기 때문으로 보인다.

대처법   ① 세로토닌 분비를 늘려 짜증을 달랜다.
② 무아의 경지에 들어간다.
③ 마음의 행복을 위해서 마음껏 먹는다.

포인트   월경 전에는 이런저런 일에 예민해진다. 평소에는 신경 쓰지도 않던 정말 사소한 일에도 버럭 소리 지르고 싶어질 정도다. 이럴 때 괜히 자책하지 말고 일단 '호르몬 탓'으로 돌리고 대책을 세우자.

짜증도
호르몬 탓!

대처법 ❶ | 세로토닌 분비를 늘려 짜증을 달랜다

월경 전에는 행복 호르몬이 감소한다

여성 호르몬인 에스트로겐은 세로토닌의 분비를 촉진한다. 그리고 세로토닌은 다른 이름으로 '행복 호르몬'이라고도 불리며, 마음을 안정시키는 작용을 한다.

하지만 월경 전에는 에스트로겐 분비가 급격히 줄어들어 세로토닌 분비도 감소하고, 이 때문에 참을 수 없이 짜증이 난다.

세로토닌은 트립토판tryptophan이나 비타민 B₆가 많이 함유된 식품을 섭취해 분비량을 늘릴 수 있다. 예를 들면 콩 제품과 바나나 셰이크, 참치, 두부샐러드, 돼지고기 안심 치즈구이 등이 좋다.

[세로토닌 분비를 촉진하는 식품]

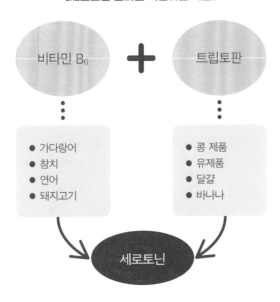

107

대처법 2 | 무아의 경지에 들어간다

무언가에 몰두하면 짜증이 사라진다

눈에 들어오는 모든 일에 짜증이 날 때는 그 감정을 무언가에 쏟아 내고 속 시원하게 털어 버리는 방법이 최고다. 하지만 그렇다고 접시를 집어 던지자니 치우는 일이 걱정이고 소리를 지르자니 이웃에게 미안하다.

이럴 때 '분노 조절 관리$^{anger\ management}$' 기술을 시도해 보자. 무언가에 몰두해서 잡념을 차단하면 짜증이 사라지는 원리다. 아무 생각 없이 포장용 에어캡을 뽁뽁 터트리거나 아무 채소나 채썰기를 하는 방법도 좋다. 무엇이든 손을 쓰는 단순 작업에 집중해 보자.

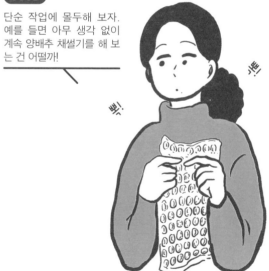

GOOD

단순 작업에 몰두해 보자. 예를 들면 아무 생각 없이 계속 양배추 채썰기를 해 보는 건 어떨까!

대처법 ✚3 | 마음의 행복을 위해서 마음껏 먹는다

양보다는 질로 만족감을 채우자

짜증이 날 때 마구 먹고 싶어지는 이유는 정신적 피로 때문에 뇌에 포도당 공급이 부족해지기 때문인지도 모른다. 그러니 참지 말고 먹어서 뇌가 기운 차릴 수 있도록 하는 것이 현명한 방법이다. 이 시기에 많이 먹어도 월경이 끝나고 식욕이 감소하는 시기와 합쳐 전체 양을 맞추면 문제가 되지 않는다(58쪽).

그렇다고 무작정 좋아하는 음식만 먹다 보면 당연히 그 대가를 치르게 된다. 양보다는 질로 만족감을 채우자. 요즘은 편의점 디저트도 많이 좋아졌으니 가까운 곳에서도 양질의 디저트를 구할 수 있다.

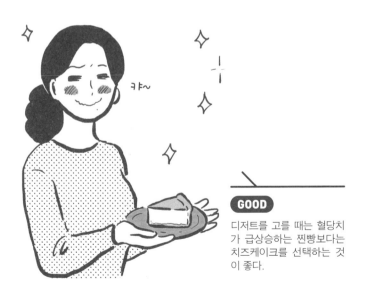

GOOD

디저트를 고를 때는 혈당치가 급상승하는 찐빵보다는 치즈케이크를 선택하는 것이 좋다.

널뛰는 감정

MIND
SWING

원인 여성 호르몬의 분비량은 약 한 날을 주기로 크게 변하는
데, 이에 따라 감정도 크게 흔들린다(29쪽). 특히 배란 후부
터 월경 전까지는 호르몬 분비량 증감이 심해서 감정 기
복도 커진다.

대처법 ① 불필요한 일에서 손을 뗀다.
② 스트레칭으로 자율 신경을 안정시킨다.

포인트 여성의 감정 기복은 호르몬의 파도에 따라 오르락내리락
하기 때문에 정서가 불안정한 사람도 많다. 그럴 때는 '불
필요한 일'이 눈에 더 잘 들어오기 마련이다. 이 시기에는
신경을 자극하는 일을 피해 자신을 지키자.

오르락
내리락~

불필요한 일에서 손을 뗀다

감정을 흔들 수 있는 것들 모두 내려놓기

엉망진창인 방, 마음을 혼란스럽게 하는 SNS, 시간 낭비로 느껴지는 회식……, 혹시 이런 일들로 스트레스를 받고 있는가?

안 그래도 여성의 감정은 호르몬 변화 때문에 널뛰기 마련이니, 자신을 둘러싼 환경은 가능한 한 깔끔하게 정리해 두는 편이 정신건강에 좋다.

'편하다'고 느끼는 일을 제외한 나머지는 깨끗이 정리하자. 그렇다고 한 번에 몽땅 내려놓을 필요는 없으니 우선순위를 정해 조금씩 줄이자.

물건도 인간관계도 정리가 필요하다! 호르몬 외의 요인이 감정을 뒤흔들지 않는 환경을 만들어야 한다.

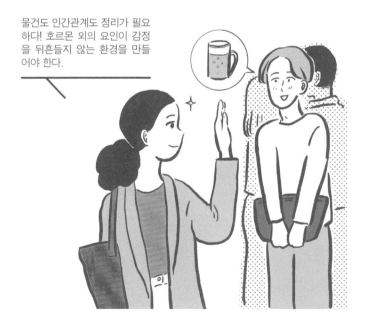

스트레칭으로 자율 신경을 안정시킨다

자율 신경이 안정되면 여성 호르몬도 안정된다

감정 기복이 심할 때는 자율 신경의 균형도 흐트러졌을 가능성이 있다. 자율 신경과 여성 호르몬은 컨트롤 타워가 같아 서로에게 영향을 미치기 때문이다(32쪽). 즉 자율 신경이 안정되면 자연스레 여성 호르몬도 안정된다는 뜻이다.

자율 신경은 낮에는 교감 신경이, 밤에는 부교감 신경이 활발히 활동하는 상태가 가장 바람직하다. 따라서 잠자리에 들기 전에는 부교감 신경을 활발하게 만드는 스트레칭을 해서 숙면하고 몸이 충분히 쉴 수 있게 하자.

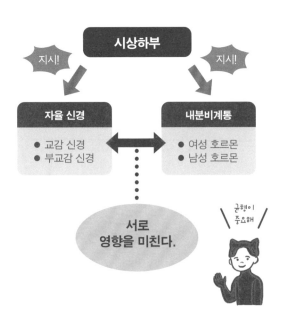

[골반을 부드럽게 하는 스트레칭]

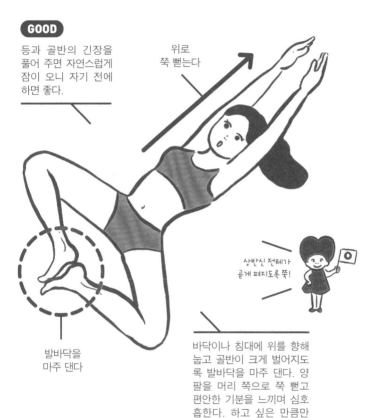

GOOD

등과 골반의 긴장을 풀어 주면 자연스럽게 잠이 오니 자기 전에 하면 좋다.

위로 쭉 뻗는다

상반신 전체가 곧게 펴지도록 쭉!

발바닥을 마주 댄다

바닥이나 침대에 위를 향해 눕고 골반이 크게 벌어지도록 발바닥을 마주 댄다. 양 팔을 머리 쪽으로 쭉 뻗고 편안한 기분을 느끼며 심호흡한다. 하고 싶은 만큼만 하면 된다.

우울, 자기혐오

원인 여성 호르몬 균형이 급변하는 배란 후부터 월경 전까지는 사소한 일에도 기분이 미칠 듯이 좋아졌다가, 그런 자신이 싫어지면서 급격히 우울해졌다가를 반복한다. 호르몬의 파도가 마음을 들었다 났다 한다.

대처법 ① 불편한 장소에 오래 머물지 않는다.
② 우울해지는 순간이 언제인지 알아 둔다.
③ 기운 나는 음식을 먹는다.

포인트 아무리 해도 감정 조절이 안 돼서 자기 자신이 싫어질 때는 그저 지나가기를 기다리거나 피하는 방법밖에 없다. 증상이 너무 심하면 산부인과 상담을 받아 보자.

불편한 장소에 오래 머물지 않는다

폭발하기 전에 그 자리에서 벗어나자

그냥 계속 찝찝하고 짜증이 나는 월경 전에는 다른 사람과 부딪치기 일쑤다. 평소에는 전혀 신경 쓰지 않던 일이 신경 쓰이고 참을 수 없어지기도 한다.

이 시기에는 그런 감정을 느끼게 한 원인과 거리를 두어야 한다. 직장에서 스트레스를 받는다면 일찍 퇴근하고, 가까운 사람의 말과 행동이 짜증 난다면 억지로 마주하고 있을 필요 없다. 대신 마음의 안정을 찾을 수 있는 곳으로 도망치자. 다른 사람 앞에서 폭발하지만 않으면 자기혐오에 빠지는 일은 피할 수 있다.

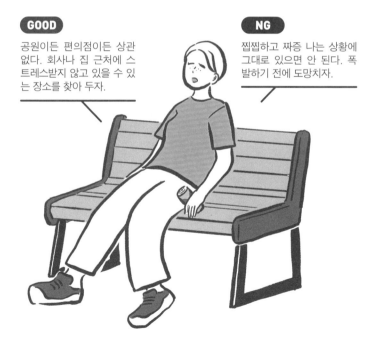

GOOD

공원이든 편의점이든 상관 없다. 회사나 집 근처에 스트레스받지 않고 있을 수 있는 장소를 찾아 두자.

NG

찝찝하고 짜증 나는 상황에 그대로 있으면 안 된다. 폭발하기 전에 도망치자.

우울해지는 순간이
언제인지 알아 둔다

주기는 예측할 수 있다

배란 후부터 월경 전까지는 이유 없이 짜증이 느는 사람이 있는가 하면, 특별히 아무 일도 없었는데 평소 자기 모습이나 일상 속 사소한 일들을 떠올리고 자신은 쓸모없는 사람이라며 자신의 존재 가치를 부정하는 사람도 있다. 이런 사람은 한없이 부정적인 생각에 빠진다. 이 부정의 고리를 끊어내기 위해서라도 자신이 우울해지는 시기, 즉 월경 주기의 자기 패턴을 알아 두자. 기초체온을 재는 방법이 가장 확실하지만, 우선은 달력에 우울했던 날을 메모하자.

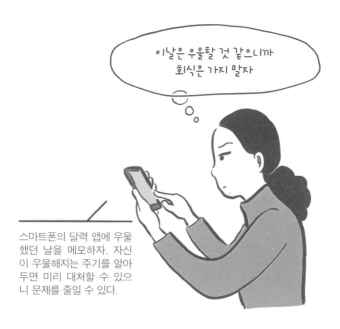

이날은 우울할 것 같으니까
회식은 가지 말자

스마트폰의 달력 앱에 우울했던 날을 메모하자. 자신이 우울해지는 주기를 알아 두면 미리 대처할 수 있으니 문제를 줄일 수 있다.

기운 나는 음식을 먹는다

비타민 B₆는 우울을 예방한다

월경 전에 에스트로겐 분비가 감소하는 시기에는 휴식과 관련된 호르몬인 세로토닌 분비도 줄어든다(107쪽). 따라서 세로토닌의 합성을 도와주는 비타민 B_6가 풍부한 식품을 챙겨 먹어 흔들리는 감정을 미리 막아 보자.

비타민 B_6는 바나나, 참치, 연어, 현미, 치즈에 많이 함유되어 있다. 그중에서도 바나나는 세로토닌의 재료로 꼭 필요한 비타민 B_6와 트립토판이 있어 강력히 추천한다.

[비타민 B_6가 풍부한 식품]

바나나

현미

바나나라면
매일 먹을 수 있어

참치

치즈

연어

바나나는 하루에 두 개, 참치는 회로 하루에 열 점 정도가 적당하다.

심리적 변화 19

사소한 일에 예민해진다

MIND SWING

원인   배란 후부터 월경 전까지는 널뛰는 감정을 스스로 제어하기 힘들다. 원래 예민하고 조급한 성격인 사람은 이 시기가 되면 그 어느 때보다도 사소한 일이 신경 쓰여 참을 수가 없다.

대처법   ① '아무렴 어때'라고 말한다.
② 대두 이소플라본으로 멘탈을 관리한다.

포인트   감정적 문제만이 아니라 목이나 가슴에 답답한 느낌이 들기도 한다. 얼굴에만 갑자기 열이 확 오르거나 고민으로 끙끙거리며 잠을 이루지 못하기도 한다. 이러한 신체적 증상이 함께 나타날 때도 많으니 몸과 마음을 동시에 관리해야 한다.

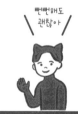

빼빼하도
괜찮아

대처법 1 | '아무렴 어때'라고 말한다

상황을 보는 관점을 바꾸고 때로는 뻔뻔하게!

여성 호르몬의 파도가 심하게 요동칠 때는 마음에 여유가 없다. 사소한 일에도 부정적인 감정이 끓어오른다.

원래 고집이 세고 사소한 일에 예민한 성격이라면 그렇지 않은 사람보다 감정의 도화선이 짧으니 배란 후부터 월경 전까지 시기에는 조심해야 한다.

이런저런 일이 자꾸만 눈에 거슬리면 심호흡하고 '아무렴 어때'라고 말해 보자. 일단 마음을 진정하고 주변 상황이나 상대를 긍정적으로 바라보면 불필요한 충돌을 피할 수 있다.

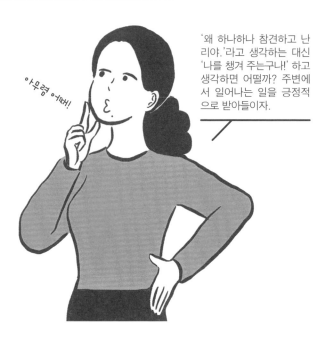

아무렴 어때!

'왜 하나하나 참견하고 난리야.'라고 생각하는 대신 '나를 챙겨 주는구나!' 하고 생각하면 어떨까? 주변에서 일어나는 일을 긍정적으로 받아들이자.

| ## 대두 이소플라본으로 멘탈을 관리한다

대두 이소플라본은 마음을 안정시킨다

콩 제품에 많이 함유된 '대두 이소플라본isoflavone'은 에스트로겐과 매우 비슷한 분자 구조로 되어 있다. 이 때문에 에스트로겐과 결합하는 수용체가 착각하고 결합해 에스트로겐과 같은 작용을 한다.

대두 이소플라본의 효과는 에스트로겐의 400분의 1 정도로 약하지만 에스트로겐 분비가 급격히 감소하는 월경 전이나 기간 중에는 기댈 수 있는 존재다.

따라서 된장이나 두부, 콩가루, 두유, 유부처럼 콩으로 만든 식품을 많이 섭취하자.

[대두 이소플라본의 작용]

대두 이소플라본은 '식물성 에스트로겐'이라고 할 정도로 에스트로겐과 구조가 비슷해!

❶ 마음을 평온하게 한다

에스트로겐 분비가 급격히 줄어드는 시기에 보충하면 감정 기복을 막을 수 있다.

❷ 콜레스테롤을 낮춘다

대두 이소플라본은 나쁜 콜레스테롤을 줄여 성인병 예방에도 효과가 있다.

❸ 피부에 탄력이 생긴다

피부를 깨끗하게 만드는 콜라겐을 늘려 탄력을 높인다. 주름 개선 효과도 있다.

[대두 이소플라본을 섭취할 수 있는 식품]

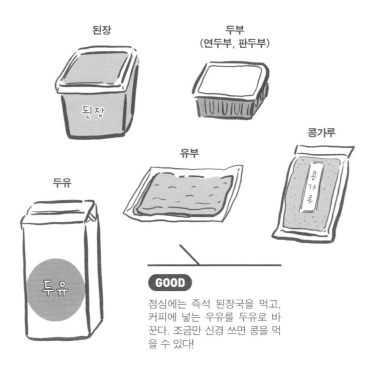

된장

두부
(연두부, 판두부)

콩가루

유부

두유

GOOD

점심에는 즉석 된장국을 먹고, 커피에 넣는 우유를 두유로 바꾼다. 조금만 신경 쓰면 콩을 먹을 수 있다!

MINI COLUMN
과다 섭취는 NO!

평소 식사로 섭취하는 양은 문제없지만, 영양제로 대두 이소플라본을 과다 섭취해서는 안 된다. 호르몬 수용체와 결합하는 양에는 한계가 있어 과다 섭취하면 인체 에스트로겐과 서로 쟁탈전을 벌일 수도 있다. 따라서 인체 에스트로겐이 활발히 분비되는 월경 후에는 섭취하지 않도록 특히 주의한다.

도망치고 싶다

원인 배란 후부터 월경 전까지는 눈앞에서 벌어지는 이런저런 일로부터 도망치고 싶어지는 형태로 심적 변화를 겪는 사람도 있다. 원인은 에스트로겐 분비 감소와 함께 의욕을 높여 주는 세로토닌 분비도 줄어들기 때문으로 보인다.

대처법 ① 약속하기 전에 일단 멈춘다.

포인트 세로토닌 분비가 줄어들면 다른 사람을 만나는 일이 두려워지거나, 협조성이 떨어지고 스트레스에 약해지기도 한다. 이런 심적 변화의 형태는 사람마다 제각각이지만, 누구나 도망치고 싶을 때는 도망쳐도 괜찮다.

대처법 1 │ 약속하기 전에 일단 멈춘다

멘탈 주기를 중심으로 일정을 잡는다

갑자기 이것저것 다 귀찮아져서 약속도 당일에 취소해 버린다. 여성 호르몬이 요동치는 시기에는 이런 문제 행동을 벌일 수도 있다.

동료끼리 한잔하는 가벼운 약속이라면 억지로 갈 필요 없이 도망쳐도 괜찮다. 하지만 사외 프레젠테이션이나 축하 자리 등 빠졌을 때 신용을 잃을 수 있는 자리라면 그럴 수도 없다.

중요한 약속을 할 때는 자기 멘탈 주기에 맞춰서 '괜찮은 날'인지 아닌지 판단하자.

GOOD

신용이 걸린 자리라면 두 시간만 참자고 속으로 정한다. 돌아와서는 잘 참아낸 자신에게 보상을!

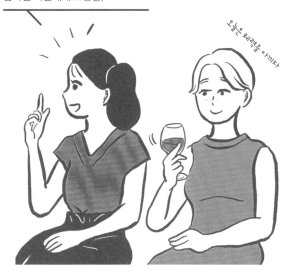

오늘은 체력을 아끼자

눈물이 그렁그렁

MIND
SWING

원인　월경 전에는 여성 호르몬의 변화와 함께 자율 신경도 무너지기 때문에 감정을 억제하기 힘들다. 별일 아닌데 마음에 상처를 받고 사람들 앞에서 눈물을 보이거나 동요하기도 한다.

대처법　① 울고 싶을 때는 참지 않는다.

포인트　고지식한 사람일수록 여성 호르몬 변화에 취약해 월경 전에 정서가 불안해지는 경향이 있다. 아무 일도 없었는데 눈물이 나오기도 한다. 그럴 때는 혼자 어딘가에서 눈물이 마를 때까지 울어 보자.

차라리
울어

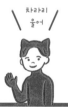

울고 싶을 때는 참지 않는다

실컷 울고 감정 디톡스하기

회사에서 오해가 생겨 구석에서 훌쩍훌쩍, 달빛이 눈 부셔서 눈물이 툭, 그렇다면 분명 월경을 시작하기 직전일 것이다. 여성 호르몬의 파도가 당신의 눈물샘을 고장 낸 것이다.

이럴 때는 참을 필요 없다. 아무도 없는 곳에서 실컷 울자. 사실 '운다'는 행위는 부교감 신경을 움직이게 만든다. 그러니 일부러라도 울어서 스트레스로 긴장한 몸과 마음을 편안한 상태(부교감 신경이 활발한 상태)로 만들자.

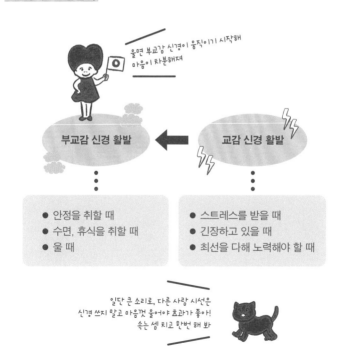

울면 부교감 신경이 움직이기 시작해 마음이 차분해져

| 부교감 신경 활발 | ← | 교감 신경 활발 |

● 안정을 취할 때
● 수면, 휴식을 취할 때
● 울 때

● 스트레스를 받을 때
● 긴장하고 있을 때
● 최선을 다해 노력해야 할 때

일단 큰 소리로, 다른 사람 시선은 신경 쓰지 말고 마음껏 울어야 효과가 좋아! 속는 셈 치고 한번 해 봐

설레지 않음

원인   배란 후부터 월경 전까지는 임신과 관련된 프로게스테론의 분비가 증가하기 때문에(23쪽) 이성에게 눈길이 가지 않는 시기다. 성욕이나 사랑을 느끼기는커녕, 좋아하던 취미에도 흥미를 잃는다.

대처법   ① 밝은색 옷을 입는다.

포인트   반대로 배란 전에는 이성에게 쉽게 설렘을 느낀다. 본능적으로 '이성을 유혹하고 싶은' 충동에 사로잡히기도 한다.

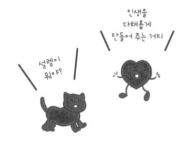

밝은색 옷을 입는다

색의 힘을 빌려 겉모습으로 기분을 전환하자

건강한 삶을 위해 가장 중요한 것은 식사, 운동, 그리고 '설렘'이다. 설렘, 즉 기쁨과 기대로 가슴이 두근두근하는 감정은 면역력과 자가 치유력을 높인다고 알려져 있다.

그런데 여성은 호르몬의 변화에 따라 일시적으로 설렘을 느끼지 못하는 때가 있다. 월경 전에 특히 그렇다.

무슨 일이 벌어져도 심드렁하다면 일부러라도 밝은색 옷을 입어 기분을 끌어올리자. 특히나 핑크는 대인관계를 부드럽게 만들고 상대에게 행복감을 주는 효과도 있어 좋다.

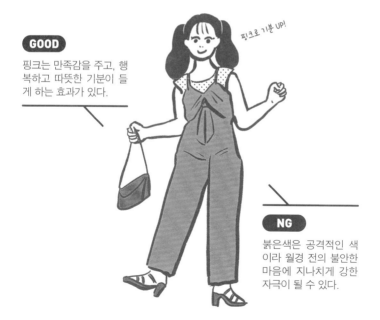

핑크로 기분 UP!

GOOD

핑크는 만족감을 주고, 행복하고 따뜻한 기분이 들게 하는 효과가 있다.

NG

붉은색은 공격적인 색이라 월경 전의 불안한 마음에 지나치게 강한 자극이 될 수 있다.

채워지지 않는 마음

MIND SWING

원인 채워지지 않는, 즉 불만이라는 부정적인 사고에 빠지기 쉬운 사람은 여성 호르몬의 변화에도 민감하다. 그래서 정서가 불안한 월경 전에 기분이 우울해지고 부족한 점만 눈에 들어오는지도 모른다.

대처법 ① 부족한 점은 보지 말고 만족스러운 점을 찾는다

포인트 80% 정도 물이 채워진 컵을 보고 '다 찰 때까지 물을 붓지 않았네'라고 생각할 수도 있고, '이렇게 가득 채웠구나'라고 생각할 수도 있다. 마음이 허전한 사람은 앞의 경우처럼 생각하기 쉽다. 관점을 바꾸면 불행도 행복이 될 수 있다는 사실을 잊지 말자.

긍정!
긍정!

대처법 ┃ 부족한 점은 보지 말고
➕ 1 ┃ 만족스러운 점을 찾는다

불만에 휘둘리지 말고 '만족'을 찾자

월경 전에 멘탈이 잘 무너지는 사람은 잃어버린 것이나 부족한 것에만 주목하는 경향이 있다.

고대 중국의 철학자 노자는 '만족할 줄 아는 자가 부자다'라는 말을 남겼다. 만족할 줄 아는 사람은 풍요로운 마음을 지녔다는 의미다. 또한 불교의 가르침에도 '살아 있는 것만으로도 큰 이득이다'라는 말이 있다.

호르몬 변화가 심한 날에는 어렵겠지만 가능한 한 생각을 긍정적으로 바꿔서 극복하자.

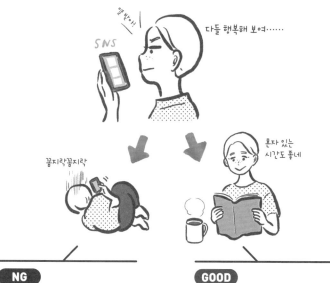

NG
친구들 SNS는 그만 확인하자. 쓸데없이 불만만 쌓일 뿐이다.

GOOD
한동안 '쌓아두기만 했던' 책을 읽어 보는 건 어떨까? 마음을 채워주는 존재는 의외로 가까운 곳에 있다.

129

24 괴로운 성관계, 섹스리스

원인   원래 임신을 유지하는 기간인 월경 전 시기에는 호르몬 균형을 조정해 몸도 마음도 '엄마 모드'로 바뀐다. 이때는 새로운 생명을 창조하는 행위에는 무관심해지는데, 다시 말해 성욕이 없어지는 시기다.

대처법   ① 감정을 만드는 호르몬을 안정시킨다.
          ② 월경 전에는 관계를 피한다.
          ③ 스스로 부담에서 벗어난다.

포인트   에스트로겐 분비가 줄어들면 점막이 촉촉함을 잃어 질에 상처가 생기기 쉬워지다 보니 성관계가 괴로워진다. 또한 에스트로겐 분비는 월경 전부터 끝날 때까지도 급격히 줄어들지만, 오랫동안 스트레스를 받거나 긴장 상태에 있어도 감소한다.

대처법 + 1 | 감정을 만드는 호르몬을 안정시킨다

호르몬이 안정되면 사랑하고 싶어진다

현대 여성에게서 많이 보이는 '건어물화(연애 세포가 건어물처럼 메말라가는 현상-번역자 주)'로 무기력해져서 성욕도 메말라 버렸다면, '감정을 만드는 호르몬'인 도파민(쾌락), 세로토닌(힐링), 노르아드레날린(흥분)을 안정시켜 보자.

세 호르몬 모두 주원료는 단백질(고기, 생선, 달걀), 비타민 B_6(연어, 참치, 바나나), 철분(간, 가다랑어, 시금치)이다. 또한 모두 적당한 운동으로 분비를 촉진할 수 있으니 걷기운동을 습관화하자.

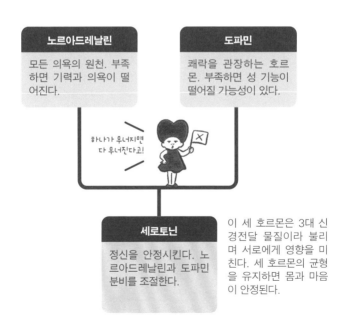

노르아드레날린

모든 의욕의 원천. 부족하면 기력과 의욕이 떨어진다.

도파민

쾌락을 관장하는 호르몬. 부족하면 성 기능이 떨어질 가능성이 있다.

하나가 무너지면 다 무너진다고!

세로토닌

정신을 안정시킨다. 노르아드레날린과 도파민 분비를 조절한다.

이 세 호르몬은 3대 신경전달 물질이라 불리며 서로에게 영향을 미친다. 세 호르몬의 균형을 유지하면 몸과 마음이 안정된다.

월경 전에는 관계를 피한다

월경 전에는 몸도 마음도 사랑에 소극적

여성의 성욕은 호르몬 분비 주기에 따라 변한다.

성욕을 별로 느끼지 않는 시기는 월경 시작 전부터 끝날 때까지다.

이 시기에는 몸에서 에스트로겐 분비를 줄여 이성과의 접촉을 멀리

하게 한다.

또한 에스트로겐은 점막의 촉촉함과 저항력 향상을 담당하는 호르

몬이라, 이 시기에 하는 성관계는 건조한 탓에 통증을 동반하거나

성병을 유발할 수도 있다.

상대가 당신의 호르몬 주기를 이해할 수 있도록 충분히 설명하자.

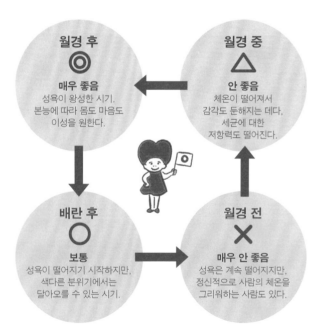

몸과 마음에 부담을 주지 않는다

여성 호르몬의 변화로 여성은 매달 울고 웃는다. 이와 마찬가지로 성관계도 하고 싶을 때와 절대 하고 싶지 않을 때가 있는데, 그 이유도 호르몬 때문이다. 이를 상대가 이해할 수 있도록 설명해야 한다. '거절하면 마음이 떠날지도 모른다'는 생각에 억지로 맞추면 행위 자체가 괴로워질 뿐이다.

당신이 피곤하거나, 스트레스가 쌓여 있거나, 긴장 상태일 때 상대가 그 상황을 이해해 주지 않는다면 기분 좋게 애정을 느끼며 사랑을 나누는 일은 불가능하다.

GOOD

충분한 스킨십으로 몸도 마음도 부담에서 벗어나는 것이 중요!

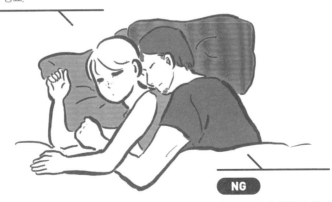

NG

스트레스를 느낀다면 면역력이 떨어진 상태이니 무리하지 말 것!

집중이 안 돼요

원인   집중력과 판단력은 자율 신경과 깊이 연관되어 있다. 자율 신경이 무너지기 쉬운 월경 전에는 집중력이 떨어진다. 여성 호르몬과 자율 신경은 컨트롤 타워가 같다 보니 한쪽이 무너지면 다른 한쪽도 영향을 받는다(112쪽).

대처법   ① 아로마 오일로 집중력을 높인다.
② 에너지 음료를 끊는다.
③ 허브차를 마시며 휴식을 취한다.

포인트   큰맘 먹고 산 물건이 다시 보니 마음에 안 들고, 갑자기 남자 친구에게 헤어지자는 말을 꺼내기도 한다. 월경 전에는 마음에 여유가 없어 평소와는 다른 행동을 보이기 쉽다. 따라서 이 시기에는 집중력이 필요한 일이나 중요한 안건에 대한 판단을 되도록 미뤄야 한다.

대처법 1 | 아로마 오일로 집중력을 높인다

산뜻한 향의 도움을 받자

월경 전에 몸이 나른해지면서 집중력이 떨어질 때는 몸에 부담을 주지 않고 기분 전환을 할 수 있는 아로마 향이 좋다.

집중력 향상에 효과가 있는 향에는 머릿속을 시원하게 정리해 주는 감귤 향, 뇌를 자극해서 졸음을 쫓아 주는 매운 향 종류, 산림욕 기분이 드는 나무 향 등이 있다.

향과 아로마 성분이 배합된 핸드크림이나 립밤을 가지고 다니거나, 수첩이나 노트에 몇 방울 떨어뜨려 놓으면 외출할 때도 티 내지 않고 향으로 기분 전환을 할 수 있다.

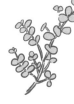

유칼립투스
화한 향이 머릿속을 시원하게 정리해 집중력 향상을 돕는다.

사이프러스
촉촉한 나무 향. 기분 전환과 집중력 향상에 효과가 좋다.

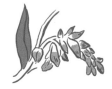

알피니아
산뜻하고 달콤하면서도 매운 향이 뇌를 자극한다.

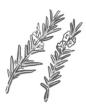

로즈메리
청량감이 넘치는 향. 뇌의 혈액 순환을 촉진해 집중력을 높인다.

레몬
상큼한 향이 기분을 화사하게 만들어 두 뇌 회전이 빨라진다.

대처법 ➕2 | 에너지 음료를 끊는다

에너지 음료 속 카페인에 주의할 것

집중력이 떨어질 때 에너지 음료를 마시는 사람이 많은데, 이런 식으로 체력을 당겨 쓰면 나중에 반드시 후유증이 생긴다. 에너지 음료에 포함된 카페인이 각성 작용을 해 무리해서 일하게 만들기 때문이다.

카페인은 철분과 미네랄 성분의 흡수를 방해하거나 몸을 차게 하는 등, 여성의 몸에 좋지 않은 작용도 한다. 또한 중독될 우려도 있으니 지나치게 섭취하지 않도록 주의해야 한다. 혹시 커피를 습관처럼 마신다면 되도록 디카페인 커피를 마시자.

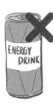

[에너지 음료의 단점]

- 철분과 미네랄 성분의 흡수를 방해해 빈혈을 일으킬 수 있다.
- 이뇨 작용이 있어 몸을 차게 한다.
- 대량의 카페인이 교감 신경을 계속 자극해 자율 신경 균형이 무너지기 쉽다.

MINI
COLUMN
➕
영양제와 에너지 음료의 차이

영양제는 '의약외품'으로 자양 강장에 효과가 있음을 표기할 수 있다. 반면 에너지 음료는 '청량음료'로 분류된다. 그만큼 손쉽게 마실 수 있어 카페인을 대량으로 섭취할 가능성이 있다.

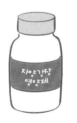

허브차를 마시며 휴식을 취한다

좋아하는 맛과 향으로 지친 뇌를 쉬게 하자

집중력이 떨어졌다는 것은 뇌가 지쳤다는 증거다. 충분히 쉬어야 하지만 만약 그럴 수 없는 상황이라면 디카페인 허브차를 마시며 잠시 쉬자.

쉬고 싶을 때는 효능보다는 자신이 좋아하는 맛과 향에 따라 고르는 것이 좋다. 뇌의 휴식에는 스스로 편안하다고 느끼는 기분이 가장 중요하다.

시원한 향과 화한 목 넘김이 있는 민트, 사과와 비슷한 달콤한 향의 카모마일, 홍차와 비슷한 맛의 루이보스, 산미가 있는 히비스커스. 다양한 허브차 중에 취향에 맞는 차를 찾아보자.

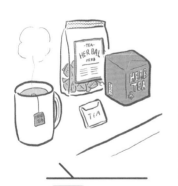

GOOD

책상 주변에 다양한 허브차를 준비해 두면 기분이나 컨디션에 맞춰 골라 마실 수 있어 좋다!

MINI COLUMN

PMS에는 순결나무가 좋다

해외에서 의료용 허브로 쓰이는 수화목형(Chaste Tree)은 여성 호르몬 균형을 잡아 준다고 알려져 있다. 약간 쓴맛이 있으니 벌꿀을 섞어 마시면 좋다.

충동을 누를 수가 없어

원인 월경 전에는 호르몬 변화 때문에 감정이 널뛴다. 그러다 보니 어쩌다 강한 충동에 사로잡혀 판단력을 잃어버리는 사람도 있다. 하지만 이런 증상도 하나의 예시일 뿐이고 월경 전에는 사람에 따라 예상하기 어려울 만큼 다양한 증상이 나타난다.

대처법 ① 심호흡으로 정신을 가다듬는다.
② 술은 맛있게 마신다.

포인트 충동에 사로잡히기 쉬운 사람은 충동을 일으키는 '방아쇠'가 무엇인지를 잘 알아 두어야 한다. 그래서 월경 전에는 그 '방아쇠'에서 가능한 한 멀어져야 한다. 이 두 가지 사실에 주의하며 충동적인 문제 행동을 막자.

대처법 ➕1 │ 심호흡으로 정신을 가다듬는다

4초 들이마시고 8초 내쉬기

'나도 모르게 충동에 사로잡혀 직장이나 집에서 문제를 일으키고 말았다', '그렇게 갖고 싶지도 않았는데 고가의 물건을 사 버렸다' 월경 전에 이런 행동을 보이는 경우가 종종 있다.

감정이 들뜨면 한 박자 쉬고 크게 심호흡해 보자. 4초 동안 들이마시고 8초 동안 천천히 내쉬면 부교감 신경이 활발해지면서 마음에 제동을 걸어 준다.

물을 마시는 방법도 좋다. 어떤 행동을 하고 나면 마음이 편해지는 지를 찾아 자신만의 규칙을 만들자.

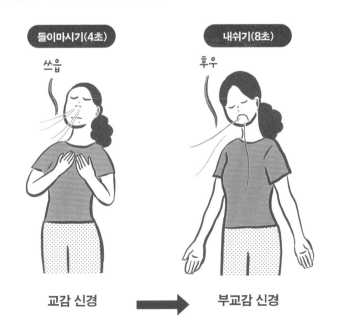

들이마시기(4초)　　　　내쉬기(8초)

쓰읍　　　　후우

교감 신경　➡　부교감 신경

대처법 2 | 술은 맛있게 마신다

홧김에 마시는 술만 아니라면 음주도 기분 전환에 좋다

충동을 누르지 못하는 월경 전에는 폭식이나 충동구매를 자제하지 못하는 사람도 있다.

그럴 때는 마음을 터놓을 수 있는 친구나 가족과 술을 마셔 보자. 적당한 알코올 섭취는 부교감 신경을 활발하게 만들어 기분을 편안하게 한다. 감정을 조절해 자율 신경을 안정시키는 데 효과적인 비타민과 단백질(131쪽)이 많이 포함된 안주도 함께 준비하자.

다만 술 자체가 충동을 일으키는 '방아쇠'가 될 수 있는 사람은 홧김에 술을 더 마실 수 있으니 이 방법은 피해야 한다.

소주, 위스키
위스키 같은 증류주는 당질이 전혀 없다. 또한 소주에는 혈액을 맑게 하는 효과도 있다. 단 알코올 도수가 높으니 지나치게 마시지 않도록 주의한다.

와인
레드 와인에는 안티에이징 효과가 좋은 폴리페놀polyphenol이 듬뿍 들어 있다. 또한 동양의학에서 말하는 '간(간과 관련된 인체의 모든 장기-번역자 주)'에도 작용해 스트레스에 대한 내성을 높인다.

맥주
이뇨 작용이 있고 몸을 차게 해서 여성에게는 맞지 않는 술일 수도 있다.

일본술
세로토닌(행복 호르몬)의 원료인 트립토판과 같이 체내에서 만들지 못하는 필수 아미노산이 모두 있다.

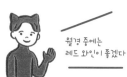

월경 중에는 레드 와인이 좋겠다

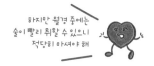

하지만 월경 중에는 술이 빨리 취할 수 있으니 적당히 마셔야 해

[추천 안주]

비타민을 함유한 안주

| 삶은 풋콩 | 냉 두부 | 우엉 조림 | 시금치 무침 |

단백질을 함유한 안주

   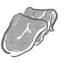

| 달걀말이 | 소고기 육포 | 어육 소시지 | 생햄 |

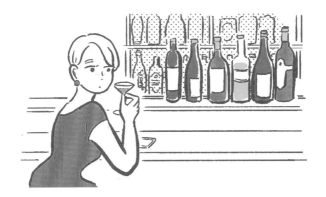

사람의 체온이 그립다

원인　세로토닌 분비가 감소하면 불안이 심해진다. 사람에 따라서는 심하게 외로움을 느끼기도 해서 옆에 누가 있어 주었으면 하는 생각이 들지도 모른다. 이런 증상은 에스트로겐 분비가 줄어드는 월경 전에 주로 나타난다.

대처법　① 털 있는 동물을 쓰다듬는다.
② 마사지로 몸과 마음을 안정시킨다.
③ 마음이 더 불안해지기 전에 잔다.

포인트　아무리 사람의 체온이 그리워도 이 사람 저 사람 상관없이 아무나 붙잡지는 말자. 사람이 그리워질 때 그 마음을 채워 줄 수 있는 것은 이성異性만이 아니다. 그러니 어떤 상황에서도 이성理性은 잃지 말자.

대처법 1 | 털 있는 동물을 쓰다듬는다

치유 호르몬의 힘으로 고독을 떨쳐낸다

털이 복슬복슬한 개나 고양이를 안으면 뭐라 설명할 수 없는 행복감을 느낀다.

귀여운 동물이나 폭신폭신한 물건을 만지면 사람의 뇌는 옥시토신 oxytocin이라는 호르몬을 분비한다. 옥시토신은 '치유의 호르몬', '사랑의 호르몬', '유대감 호르몬'으로도 불리며, 고독과 불안으로 우울해진 마음을 달래는 작용을 한다.

따라서 자기 힘으로 기분을 풀 수 없을 때는 고양이 카페에 가거나 폭신폭신한 쿠션을 끌어안아 보자.

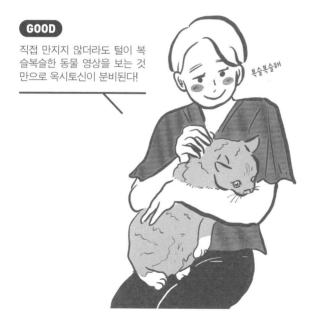

GOOD

직접 만지지 않더라도 털이 복슬복슬한 동물 영상을 보는 것만으로 옥시토신이 분비된다!

복슬복슬해

대처법 ♣2 | 마사지로 몸과 마음을 안정시킨다

손바닥에서 전해지는 온기로 마음을 푼다

병이나 상처를 치료할 때 '손을 쓰다'라는 말을 쓰기도 하는데, 실제로 손의 온기는 상처 부위의 혈액 순환을 촉진해 자연 치유력을 높인다. 손바닥에서 소량의 원적외선이 나온다는 주장이 있을 정도다. 따라서 마음의 균형이 흐트러졌을 때는 마사지나 지압으로 피부를 만져 주는 방법도 효과가 있다. 손가락 감촉이 자율 신경을 자극해 몸도 마음도 편안해진다. 다만 월경 전에는 피부가 민감하니 저자극성 오일 제품을 사용하자.

GOOD

월경 전에는 림프 마사지도 좋다. 자율 신경이 안정되면서 여러 가지 불편한 증상을 완화해 준다.

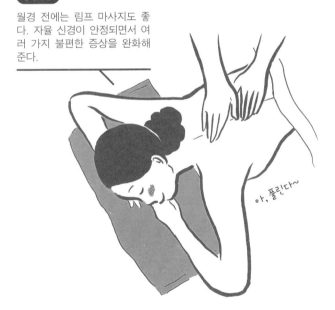

아, 풀린다~

| # 마음이 더 불안해지기 전에 잔다

마음이 불안정한 월경 전에는 잠으로 피로를 푼다

월경 전에는 그저 무기력하게 마음이 뻥 뚫린 기분이 들기도 하는데, 이렇게 심리가 불안해지면서 몸은 지쳐 간다. 이럴 때는 일을 무리하게 하지 말고 일찍 잠자리에 드는 것이 좋다.

수면에 필요한 호르몬은 멜라토닌이다. 멜라토닌은 세로토닌이 없으면 만들 수 없고, 세로토닌의 원료는 트립토판이다. 트립토판은 단백질이 많은 식품에 함유되어 있는데, 특히 아침으로 요구르트를 마시면 좋다. 낮에 세로토닌이 충분히 생성되면 밤에는 멜라토닌이 분비되기 때문에 잠을 푹 잘 수 있다.

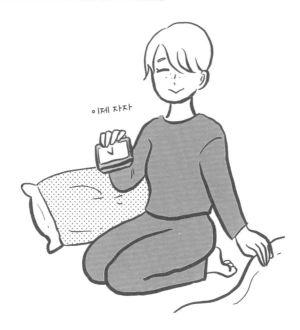

이제 자자

피임약 체험기

**피임약을 괜히 무서워하는 사람도 많다.
사실 전혀 두려워할 필요가 없다! 생생한 체험담을 통해 알아보자.**

체험자 준희 씨
원래는 심한 월경통 때문에 직장 일이나 일상생활에 지장이 생겨 산부인과에 갔습니다. 거기서 자궁내막증 진단을 받고 초 저용량 피임약을 먹기 시작했습니다. 복용 후에 월경량이 크게 줄고 통증도 가벼워져서 정말 놀랐습니다. 전에는 월경 전부터 아랫배에 통증이 있었는데 이제는 사라졌습니다. 요즘은 더 빨리 먹을 걸 그랬다는 생각이 듭니다.

[어떤 약이었을까?]
야즈
120일 동안 연속 복용(그동안은 월경하지 않는다)이 가능한 초 저용량 피임약입니다. 자궁내막증으로 발생하는 통증과 월경곤란증에 효과가 있습니다.

[복용 기간]
반년
매일 23시에 한 알을 복용합니다. 복용 중에 3일 연속으로 출혈이 있으면 복용을 중단하고 다음 날부터 4일간 휴약기를 갖습니다. 출혈이 없으면 120일간 복용하고 그 후에 4일간 휴약기를 가진 후 다시 복용합니다.

[비용]
월 25,000원 정도
(비급여/ 진료비 불포함)

호르몬을
내 편으로 만드는
확실한 건강 습관

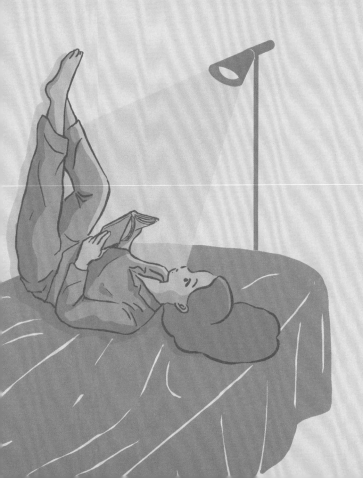

EPISODE 04

사람마다 고민은 제각각

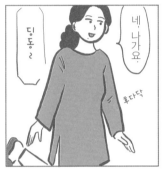

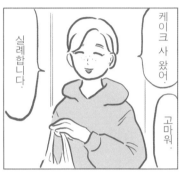

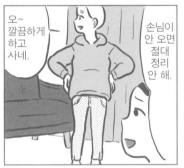

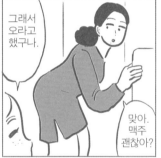

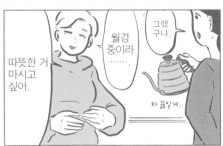

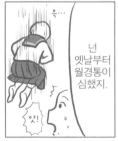

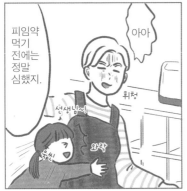

피임약
먹기
전에는
정말
심했지.

아아

선생님~!

휘청

와씨

와락

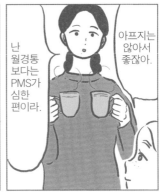

난 월경통
보다는
PMS가
심한
편이라.

아프지는
않아서
좋잖아.

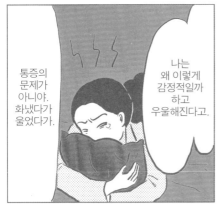

통증의
문제가
아니야.
화냈다가
울었다가.

나는
왜 이렇게
감정적일까
하고
우울해진다고.

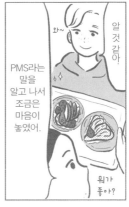

알 것
같아.

와~

PMS라는
말을
알고 나서
조금은
마음이
놓였어.

뭐가
좋아?

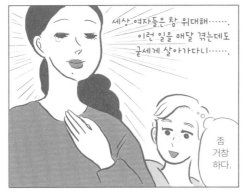

세상 여자들은 참 위대해······.
이런 일을 매달 겪는데도
굳세게 살아가다니······.

좀
거창
하다.

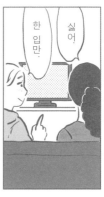

한
입만.

싫
어.

149

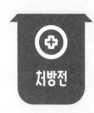

여성 호르몬과
부인과 증상의 관계

월경통, 월경 불순, 질 분비물(냉), 입덧, 산후 우울증, 갱년기 장애…….
사춘기에 초경을 시작하고 완경할 때까지 여성의 신체는 월경과 관련된
불편한 증상으로 고통받는다. 대부분 여성 호르몬과 깊은 관계가 있다는
사실은 확실한데, 왜 이런 증상이 생기는 걸까?

하나는 여성 호르몬인 에스트로겐 분비가 늘었다 줄었다 하는 현상 때문
이다. 에스트로겐은 뼈와 혈관을 튼튼하게 만들고 좋은 콜레스테롤을 늘
리거나 기분을 좋게 만드는 등, 몸과 마음을 건강하게 유지하는 호르몬이
라 분비량이 급격히 줄어들면 불편한 증상을 초래한다.

그리고 또 하나, 임산과 출산이 있다. 몸과 마음에 큰 변화를 불러오기
때문에 여성 호르몬과 자율 신경의 균형이 무너지고 다양한 증상이 나타
난다.

 불편한 증상은 자기 몸을 들여다볼 기회

호르몬이 일으키는 부인과 관련 증상은 개인차가 있어 사람에 따라서 심
하게 나타나거나, 증상이 전혀 없는 사람도 있다.

유전이라는 주장도 있지만 대부분 성격이나 생활 습관으로 인해 나타나

는 증상이다. 증상이 심하게 나타난다고 해서 다 나쁜 것은 아니다. 자신에게 나타나는 불편한 증상에 민감해지면 생활 습관을 고칠 수도 있고, 자기 몸과 마음을 제대로 들여다보는 기회가 될 수도 있다.

〔부인과 관련 증상〕

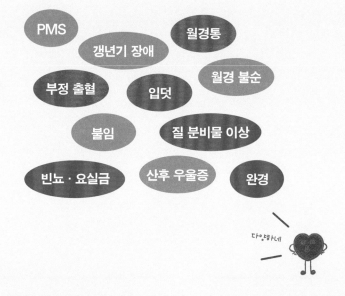

28 월경 전 증후군 (PMS)

PMS란? 월경 전 증후군은 월경 시작 3~10일 전부터 몸과 마음에 나타나는 불편한 증상을 아울러 이르는 말이다. 영어 premenstrual syndrome을 줄여 PMS라고 부르며, 20~30대 여성에게 많이 나타난다.

원인 어떠한 이유로 뇌 속 호르몬이나 신경전달물질이 이상을 일으켜 발생한다. 그 이유 중 하나가 월경 전 여성 호르몬 분비량의 급격한 변화와 관련이 있다고 알려져 있다.

증상 ① 짜증이 난다.
② 불안하다.
③ 집중력이 떨어진다.
④ 식욕이 떨어지거나 반대로 왕성해지기도 한다.
⑤ 나른해진다.
그 밖에 다양한 증상.

[PMS가 나타나는 시기와 패턴]

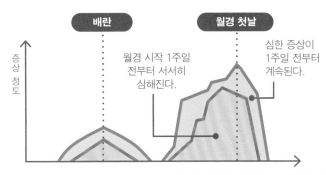

배란

월경 첫날

월경 시작 1주일
전부터 서서히
심해진다.

심한 증상이
1주일 전부터
계속된다.

증상 정도

월경 시작 1주일 전부터 증상이 나타나기 시작해 조금씩 심해졌다가 월경을 시작
하면 갑자기 싹 사라지는 패턴이 대부분이다. 심한 사람은 증상이 갑자기 나타나
서 월경을 시작할 때까지 약해지지 않고 계속된다.

[일기를 써서 자신의 패턴을 확인하자]

날짜	/	/	/
짜증	★		
두통		★	
요통			
나른함			★

최소한 3개월은 일기를 써 보자

어떤 증상이 언제 시작해서 언제 사라
졌는지를 3개월간 기록해 자신의 PMS
패턴을 알아보자. 패턴을 알아 두면 증
상이 심할 것 같은 날은 중요한 일정을
잡지 않는 식으로 대처할 수 있다.

→226~227쪽의 변화 체크 시트 참고.

처방전 1 | PMS와 월경 관련 문제의 해결사 '저용량 피임약'

난소를 쉬게 해 월경 문제를 피한다

보통 '피임약' 하면 임신을 막아 주는 약이라는 이미지가 강한데, 사실 부인과 관련 문제를 치료하는 약으로도 널리 사용된다.

피임약에는 여성 호르몬인 에스트로겐과 프로게스테론이 들어 있어, 복용하면 난소에 호르몬 분비를 지시하는 뇌의 기능을 약하게 만든다. 이에 따라 난소가 활동을 쉬고 배란이 억제된다. 동시에 PMS와 같이 월경 주기가 초래하는 괴로운 증상도 줄어든다.

이처럼 피임약을 복용해 난소를 쉬게 만드는 방법도 월경 관련 문제를 피하는 효과적인 방법이다.

 피임약을 먹으면 살이 찌나요?

 피임약을 먹으면 살이 찐다는 말은 과거에 사용하던 호르몬 용량이 큰 약에 관한 이야기다. 요즘 처방하는 저용량 피임약은 걱정할 필요가 없다.

비용은 어느 정도 드나요?

피임약 종류에 따라서 다르지만 1개월분에 2~3만 원 정도다. 여기에 추가로 병원 진료비가 든다.

 먹는 여성이 얼마나 되나요?

미국을 시작으로 전 세계에서 약 1억 3,000만 명이 복용하고 있다. 일본에서는 1999년에 인가받아 약 15만 명 정도가 먹고 있다(우리나라에 들어온 지는 10년이 조금 넘었다-편집자 주).

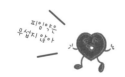

피임약은
무섭지 않아

[다양한 종류의 피임약]

초 저용량 피임약

저용량 피임약 중에서도 에스트로겐양이 특히 적은 약. 일본에서는 월경곤란증 치료 약으로만 사용한다.

모노페이직
(Monophasic, 1상성)
저용량 피임약

피임 효과는 지속하면서 호르몬 양을 줄인 약. 모든 정제 약에 두 가지 호르몬의 양이 균일하게 배합되어 있다.

트라이페이직
(Triphasic, 3상성)
저용량 피임약

두 가지 여성 호르몬을 자연 분비에 가까운 형태로 배합한 약. 한 세트 속 정제 약이 호르몬 양에 따라 3단계로 나누어져 있다.

 호르몬 함유량이 각각 다르다.

21정 타입

21일 동안 계속 복용한 후에 7일 동안 휴약 기간을 거치고 다시 복용을 시작하는 형태의 피임약. 휴약 기간을 스스로 관리해야 한다.

28정 타입

28정 중 7일분은 가짜 약이 들어 있는 형태의 피임약. 한 세트를 다 먹으면 바로 다음 세트를 먹기 때문에 깜빡하고 건널 뛸 염려가 적어 초보자에게 좋다.

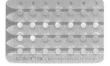

28정 타입의 포장

 '3주간 먹고 1주간 휴약'하는 것이 기본.

● 저용량 피임약은 부작용이 있다?

저용량 피임약의 부작용으로 꼽을 수 있는 증상은 혈전증이다. 다만 혈전증이 발병할 확률은 연간 1만 명 중 3~9명 정도로 빈도가 낮다.

※ 처방을 원할 때는 의사와 상담한 후에 복용할 약을 선택하자(의사의 처방을 받고 살 수 있는 저용량 약에는 야스민, 야즈, 클래라가 있는데, 모두 비급여 약이라 약국마다 금액이 다르다. 대부분 월 25,000~33,000원 사이에 가격이 형성되어 있다–편집자 주).

월경통

부인과 증상

**월경통이
발생하는
원리**

[프로스타글란딘 분비량이 많다]

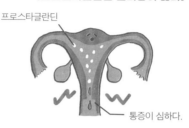

프로스타글란딘

통증이 심하다.

[프로스타글란딘 분비량이 적다]

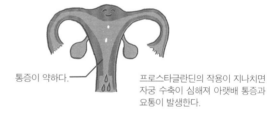

통증이 약하다.

프로스타글란딘의 작용이 지나치면
자궁 수축이 심해져 아랫배 통증과
요통이 발생한다.

원인   월경 중에 분비되는 자궁 수축 물질(프로스타글란딘, prosta-
glandin)이 과다 분비되면 진통 같은 통증이 발생한다. 냉
증이나 수축으로 인해 혈액 순환이 원활하지 않고, 자궁
입구가 좁아져 월경혈이 자연스럽게 빠져나오지 못하는
것도 월경통의 원인이 된다.

천천히, 따뜻하게 통증을 개선하자

냉증과 수축이 심한 월경통을 부른다

몸이 차면 근육은 딱딱해진다. 자궁도 근육이기에 차가워지면 수축이 잘 안될 뿐만 아니라 월경통의 원인 물질인 프로스타글란딘이 골반 내부에 고여 있게 된다.

월경 중에는 혈액 순환을 활발하게 해서 몸을 따뜻하게 하는 것이 가장 좋다. 털실로 짠 속바지나 배 워머에 핫팩을 붙여서 앞뒤로 자궁 전체를 따뜻하게 하자.

또한 몸을 조이는 옷만 입으면 혈액 순환이 나빠지니 주의하자. 월경 중에는 복부를 편하게 하는 것이 좋다.

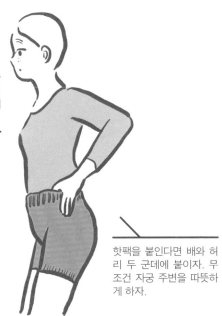

NG

월경 중에는 스키니진이나 꼭 끼는 치마, 보정 속옷처럼 몸을 조여 혈액 순환을 방해하는 옷은 피하도록 한다.

핫팩을 붙인다면 배와 허리 두 군데에 붙이자. 무조건 자궁 주변을 따뜻하게 하자.

스트레칭으로 통증을 완화한다

골반 주변 근육을 풀어 혈액 순환을 원활하게

냉증과 운동 부족으로 골반 안에 혈액이 고여 있으면 프로스타글란
딘도 체내에 고여 월경통이 생긴다.

골반 내부에 쌓인 혈액을 내보내려면 고관절을 벌려 디톡스를 촉진
하는 스트레칭이 좋다. 골반 주변 근육을 풀어서 혈액 순환을 촉진
해 아랫배를 따뜻하게 하자.

혈액 순환이 원활해지면 통증의 원인인 프로스타글란딘이 배출된
다. 아침저녁으로 10회씩 하면 효과적이다.

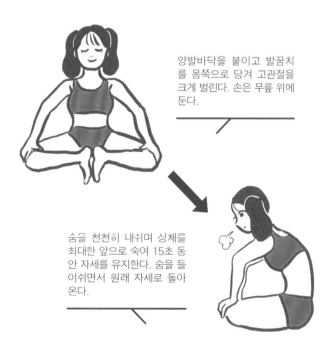

양발바닥을 붙이고 발꿈치
를 몸쪽으로 당겨 고관절을
크게 벌린다. 손은 무릎 위에
둔다.

숨을 천천히 내쉬며 상체를
최대한 앞으로 숙여 15초 동
안 자세를 유지한다. 숨을 들
이쉬면서 원래 자세로 돌아
온다.

생강 홍차로 몸속부터 따뜻하게

생강 홍차의 힘으로 냉증과 통증을 몰아내자

냉증으로 고생하는 여성들에게는 '생강 홍차'를 추천한다. 일반 홍차에 생강을 넣기만 하면 되는 간단한 차지만, 효과는 절대적이다. 생강에 들어 있는 진저롤^{gingerol}이라는 성분은 혈액 순환을 원활하게 해 신체 중심부부터 몸을 따뜻하게 한다.

찻잎을 완전히 발효해서 만드는 홍차도 몸을 따뜻하게 해 저항력을 한층 높여 준다.

통증으로 힘들 때는 생강 홍차로 한숨 돌리며 통증이 가라앉기를 기다려 보자.

만드는 법

1. 따뜻한 홍차를 끓인다.
2. 튜브형 생강을 1cm 정도 넣는다.
3. 취향에 따라 흑설탕이나 꿀을
   넣어도 좋다.

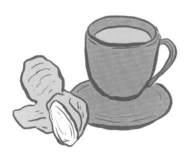

MINI COLUMN

진통제는 통증이 본격적으로 시작되기 전에 먹는다

통증이 너무 심할 때는 진통제를 먹어도 괜찮다. 용법과 용량을 지키면 몸에 부담이 거의 없다. 다만 원래 통증이 본격적으로 시작되기 전에 복용해야 한다. 통증이 심해졌을 때 먹으면 약이 잘 듣지 않는다.

월경 불순

월경 불순 이란?	정상적인 월경의 정의는 • 주기 24~38일 • 출혈 지속 일수 3~8일 • 출혈량 20~140ml 24일이 지나지 않고 다음 월경을 시작하거나 39일이 지나서 하고, 또는 출혈량이 너무 적거나 너무 많은 현상을 월경 불순이라고 한다.
원인	급격한 다이어트, 피로, 불규칙한 생활, 심한 스트레스 등으로 호르몬 균형과 자율 신경이 무너지면 월경 불순이 생긴다. 그 밖에 자궁과 난소, 갑상샘 질병이 원인인 경우도 있다.

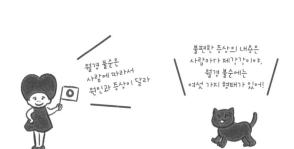

월경 불순은
사람에 따라서
원인과 증상이 달라

불편한 증상의 내용은
사람마다 제각각이야.
월경 불순에는
여섯 가지 형태가 있어!

[월경 불순의 종류]

자주 거른다

희발월경(稀發月經)

39일 이상 지났는데도 다음 월경을 시작하지 않는 상태. 여성 호르몬이 원활하게 분비되지 않을 가능성이 크다. 과도한 다이어트와 불규칙한 식습관, 심한 스트레스가 원인일 수 있다.

주기가 짧다

빈발월경(頻發月經)

지난번 월경을 시작한 날부터 23일 이내에 다시 월경하는 상태. 호르몬 균형이 불안정한 사춘기에 주로 나타난다. 월경 횟수가 늘어나기 때문에 빈혈이 생기는 경향이 있다.

이틀 만에 끝난다

과단월경(過短月經)

월경이 이틀 안에 끝나는 상태. 과소월경과 마찬가지로 여성 호르몬의 분비량이 적어서 자궁내막이 두꺼워지지 않아 월경을 시작해도 1~2일 안에 끝난다.

9일 이상 지속

과장월경(過長月經)

월경이 9일 이상 지속되는 상태. 상당한 양의 출혈이 길게 이어지므로 빈혈이 생기기도 한다. 또는 배란 없이 출혈이 계속되는 '무배란 월경'일 가능성도 있다.

양이 적다

과소월경(過少月經)

하루에 한두 번만 생리대를 바꿔도 될 정도로 월경혈이 적은 상태. 여성 호르몬의 분비량이 적어 자궁내막이 두꺼워지지 않아 월경을 시작해도 월경혈이 적다.

양이 많다

과다월경(過多月經)

월경혈의 양이 많은 상태. 일반 생리대로 한 시간도 못 버티거나 간 같은 핏덩어리가 나오기도 한다. 대부분 자궁근종, 자궁샘근증이 원인이다.

➡ **위와 같은 증상이 2개월 이상 지속되면 이상 신호일 가능성이 크다. 산부인과 상담을 받자.**

한방으로 기력을 보충한다

자연의 힘을 빌려 숨어 있는 힘을 끌어낸다

한방은 자연 치유력을 높여 증상을 개선하는 것이 목적이기 때문에 몸에 부담을 주고 싶지 않은 사람에게 추천한다.

한방에 사용하는 약, 즉 한약은 생약의 힘으로 면역과 호르몬 작용을 높여 체질을 개선한다. 특별한 지시가 없는 한 생약 성분이 장내 세균이 있는 곳에 도달하기 쉽도록 공복(식전, 식간)에 먹는다.

월경 불순에는 당귀작약산, 가미소요산, 계지복령환이 효과적이다. 다만 증상이나 체질에 따라 맞는 약을 써야 하니 확실한 효과를 얻고 싶다면 의사와 상담한 후에 결정해야 한다.

[부인과 증상에 잘 듣는 한약]

당귀작약산
(當歸芍藥散)

혈액 순환을 촉진해 몸을 따뜻하게 하고 몸에 쌓인 수분을 배출해 준다. 냉증, 부기, 빈혈, 현기증에 효과가 있다. 당귀는 면역력을 높여 주고 작약은 말초 혈관을 확장하는 작용을 한다.

계지복령환
(桂枝茯苓丸)

월경 중 아랫배가 아픈 사람에게 좋다. 혈액 순환을 촉진해 월경혈이 잘 나오도록 하고, 현기증, 어깨 결림, 두통, 상기증(머리 피 쏠림)을 개선한다. 비교적 체력이 좋은 사람에게 맞는 약이다.

가미소요산
(加味逍遙散)

정신적 증상에 효과가 있어 심한 스트레스로 지쳤을 때 좋다. 몸에 에너지가 돌아 긴장을 풀어 준다. 냉증, 상기증, 두근거림, 불면증, 두통, 어깨 결림에 효과가 있다.

불순이 생기는 원인을 제거한다

몸을 지키기 위해서라도 스트레스에서 벗어나자

여성 호르몬은 아주 섬세해서 불안과 스트레스를 느끼면 바로 분비 균형이 무너진다. 따라서 월경 불순이 생겼다면 우선은 스트레스 원인부터 제거하자. 대인관계, 과로, 경제적 고민……, 혼자서 해결할 수 없다면 가까운 사람에게 털어놓고 도움을 구해야 한다.

무리한 다이어트도 좋지 않다. 한 달에 체중이 10% 감소하면 언제 월경이 멈춰도 이상하지 않다. 몸이 위험을 느끼고 월경을 비롯해 생명 유지와 관계없는 기능들을 멈추기 때문이다.

GOOD

저용량 피임약으로 월경 주기와 월경혈의 양 문제를 초기화하는 것도 좋은 방법이다 (→155쪽).

스트레스가 사라지니 월경이 시작됐어

역시 몸은 거짓말을 안 해

부정 출혈

**부정
출혈
이란?**

성기에서 월경이 아닌 출혈이 있는 증상을 말한다. 월경 중이라고 해도 출혈량이 과도하게 많거나 적고, 출혈 기간이 너무 길거나 짧은 경우도 부정 출혈로 본다. 다만 배란일 전후의 출혈은 대부분 걱정할 필요 없다.

원인

자궁경관폴립*이나 자궁경관염으로 인한 자궁 출혈일 수도 있고, 짓무름이나 발진으로 질이나 외음부에서 출혈이 생길 수도 있다. 그 밖에 자궁암, 난관암, 질암, 자궁육종 등 악성 질병이 원인인 경우도 있다.

* 자궁경관의 점막이 증식하여 생기는 부드러운 돌기.

증상

① 운동이나 성관계로 자극받으면 출혈이 생긴다.
② 배에 힘을 주면 출혈이 생긴다.
③ 질 분비물이 붉은색~검은 갈색을 띤다.
④ ②~③번 증상이 배란일 외에도 나타난다.

[기초체온 체크로 배란일 확인]

■ 일반적인 그래프

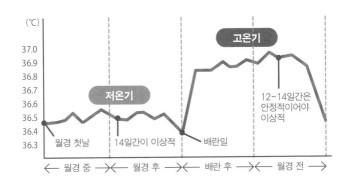

고온기

저온기

12~14일간은
안정적이어야
이상적

(℃)
37.0
36.9
36.8
36.7
36.6
36.5
36.4
36.3

월경 첫날　　14일간이 이상적　　배란일

← 월경 중 →←　월경 후　→←　배란 후　→←　월경 전 →

MINI COLUMN ✚

일반적인 그래프와 다르다면 의심해 볼 것!

위 그래프와 다르다면 몸이 아래와 같은 상태일 가능성이 있다.

〔기초체온이 들쑥날쑥〕
배란 장애 / 자율 신경 불안정

〔고온기가 길다〕
임신일 가능성이 크다.

〔고온기가 없다〕
무배란 월경

〔저온기가 길다〕
생식 기능 저하

체온 체크의 포인트

● 매일 아침 되도록 같은 시간에 잰다.
● 부인과 전용 기초 체온계를 사용한다.
● 데이터 관리 앱으로 기록한다.
● 몸 상태나 증상도 함께 메모한다.

➡ 226~227쪽 변화 체크 시트 참고.

질 분비물 이상

**질
분비물
이란?**

질 분비물(냉)은 자궁과 질에서 나오는 분비물이 섞인 액체다. 질을 촉촉하게 해서 점막을 보호하고 세균이 자궁 안으로 들어오지 못하게 막는다. 배란기에는 정자가 쉽게 지나갈 수 있도록 끈적하게 실처럼 늘어지며 양도 늘어난다.

**질
분비물이
나오는
원리**

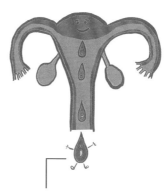

자궁내막, 자궁경관, 질에서
나온 분비액이 모여
질 분비물이 된다.

세균에게서
자궁을
지켜 줌

[월경 주기 동안의 질 분비물 변화]

① 월경 직후

【양】적다.
【냄새】약간 강하다.
【점도】묽어서 물 같다.
【색】어두운 주황색~갈색

② 배란기

【양】매우 많다.
【냄새】약하다.
【점도】달걀흰자같이 끈적하다.
【색】투명

---

③ 배란 후

【양】적다.
【냄새】약하다.
【점도】약간 끈적하다.
【색】탁한 흰색

④ 월경 전

【양】많다.
【냄새】약간 강하다.
【점도】약간 끈적하다.
【색】탁한 흰색

[주의가 필요한 질 분비물 이상]

| 리코타 치즈처럼 뚝뚝 떨어진다 | ➡ | **질칸디다증**(vaginal candidiasis) 질이나 외음부에 가려움증이 생기는 질병. 면역력 저하로 칸디다균이 증식하여 발병한다. |

질칸디다증(vaginal candidiasis)
질이나 외음부에 가려움증이 생기는 질병. 면역력 저하로 칸디다균이 증식하여 발병한다.

황색~황록색을 띠고 거품이 섞여 있으며 악취가 난다

질트리코모나스증(vaginal trichomoniasis)
맨눈으로는 볼 수 없는 트리코모나스라는 벌레가 성기 안으로 들어가 질에 기생하여 생기는 질병. 질 분비물 이상뿐만 아니라 질에 심한 가려움증이나 염증이 생긴다.

백색~황색을 띠고 양이 많으며 고름처럼 보이기도 한다

클라미디아 감염증(genital chlamydial infection)
자궁 입구에 염증이 생기는 질병. 자각 증상이 없는 경우도 많다.

빈뇨, 요실금

**빈뇨,
요실금
이란?**

하루에 소변을 보는 정상적인 횟수는 4~7회다. 낮에 8회 이상, 밤중에 한 번이라도 화장실에 가고 싶어지는 증상이 빈뇨다. 또한 요실금에는 기침할 때 소변이 새어 나오는 '복압성 요실금'과 갑자기 심하게 소변이 마렵고 참을 수 없어 새어 나오는 '절박성 요실금', 이 두 가지가 복합적으로 나타나는 형태인 '복합성 요실금'이 있다. 소변이 새어 나오는지 아닌지와 관계없이 자주 심하게 소변이 마렵다면 '과민성 방광'일 가능성이 있으며, 그중 60%가 '절박성 요실금'으로 고생한다.

원인

'복압성 요실금'은 방광과 요도를 지탱하는 골반저근이 느슨해져서 발생한다. 또한 골반저근은 출산이나 완경 후 에스트로겐 감소에도 영향을 받아 움직임이 둔해질 수 있다. '절박성 요실금'은 긴장과 불안 같은 심리적 스트레스가 원인인 경우도 있다.

[이런 증상에 주의]

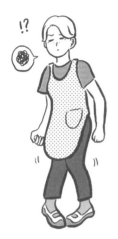

□ 갑자기 화장실에 가고 싶어지고 참기가
  힘들다.
□ 아침에 일어나면 잘 때까지 8회 이상
  화장실에 간다.
□ 화장실에 가고 싶어 깬다.

➡ 과민성 방광
  40대 이상 남녀 여덟 명 중 한 명이
  이런 증상을 겪는다.

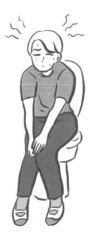

□ 금방 화장실에 또 가고 싶다.
□ 소변을 볼 때 통증이 있다.
□ 잔뇨감이 있다.
□ 탁한 소변이 나온다.

➡ 방광염
  여성에게 많이 보이는 질병 중 하나.
  다섯 명 중 한 명이 경험한다.

➡ 한번 걸리면 재발하기 쉬우니, 빨리 비뇨기과나 산부인과 진찰을 받아야
한다.

처방전 1 | 요실금 개선에는 골반저근 트레이닝

골반저근은 언제 어디서나 단련할 수 있다

골반저근이 느슨해져 요실금이 생겼다면 골반저근을 단련해 증상을 개선할 수 있다.

방법은 간단하다. 질과 항문 주변을 꽉 조이기만 하면 된다. 소변을 참는다는 생각으로 질을 조였다 풀기를 반복하면 골반저근을 단련할 수 있다.

이 운동은 출퇴근 중에 또는 신호를 기다리는 사이에, 언제 어디서나 할 수 있다. 또한 골반저근을 단련하면 내부 근육도 단련되어 자세도 좋아지고 허리통증도 개선되니 일거양득이다. 열심히 트레이닝하자.

[언제 어디서나 트레이닝]

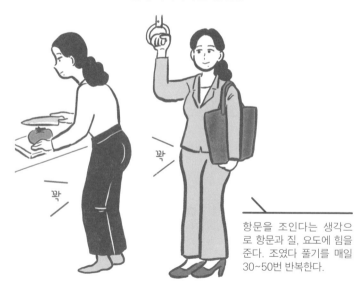

항문을 조인다는 생각으로 항문과 질, 요도에 힘을 준다. 조였다 풀기를 매일 30~50번 반복한다.

[화장실에서 참기 훈련]

소변을 보는 도중에 멈추고 참아 보는 것도 골반저근을 단련하는 훈련이 된다. 소변을 멈추고 5초간 참아 보자.

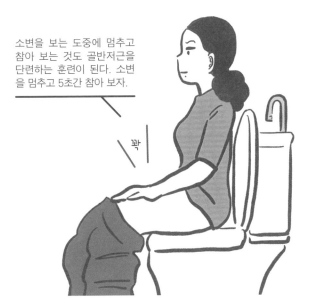

꽉

MINI
COLUMN ✚

골반저근은 어떤 근육일까?

골반저(치골~꼬리뼈)에 있는 근육. 방광, 자궁, 직장이 바른 위치에 있도록 지탱하고 요도를 조여 요실금을 막는다. 골반저근을 단련하면 몸통이 단단해져서 자세가 바르게 되고, 혈액 순환이 원활해져 신진대사 활동도 좋아진다.

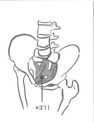

여기

임신과 출산 관련 증상

34

**임신 중
호르몬의
변화**

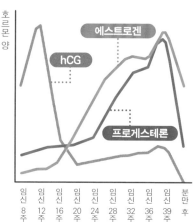

hCG(융모성 고나도트로핀, human chorionic gonadotropin)는 임신 초기에 많이 분비되어 임신을 유지할 수 있게 돕는 호르몬을 말한다. hCG 분비는 8~12주가 가장 많고 그 뒤로 감소한다. 입덧하는 시기와 겹쳐 hCG가 입덧의 원인 중 하나라는 이야기도 있다.

원인   임신과 출산을 하는 시기에는 여성 호르몬 분비량이 급격히 변화해 다양한 증상이 생긴다. 입덧은 hCG라는 호르몬이 급격히 증가해 뇌를 자극하기 때문에 생긴다는 주장도 있고, 정신적인 스트레스로 자율 신경이 불안정해서 생긴다는 주장도 있지만, 여러 가지 주장 중 명확히 밝혀진 사실은 없다.

[임신 중 모체의 변화]

	상태	변화
초기 **(0~15주)**		● **4~7주:** 나른함, 가슴 팽창, 구역질 등의 증상이 생긴다. ● **8~11주:** 방광과 직장에 압박을 느끼고, 빈뇨 증상이 생긴다. 입덧을 본격적으로 시작한다. ● **12주 이후:** 입덧이 가라앉는다.
중기 **(16~27주)** **안정기**		● **16~19주:** 몸 상태가 안정되고 태아의 '태동'이 느껴진다. ● **20~23주:** 자궁이 커지면서 붓고 저리는 증상과 요통이 생긴다. ● **24~27주:** 빈혈, 변비, 치질이 생긴다.
후기 **(28~35주)**		● **28~31주:** 손발이 눈에 띄게 붓고 배가 당기기 시작한다. ● **32~35주:** 위가 압박받아 소화가 안 되고 식욕이 없어진다. 가슴이 두근거리고 숨이 차는 증상이 생기기 시작하고 빈뇨와 요실금도 생긴다.
산달 **(36~39주)**		● 자주 배가 당긴다. 소화가 안 되고 가슴이 두근거리거나 숨이 차는 증상은 나아진다.

처방전 1 | 몸이 보내는 신호를 따른다

구역질이 멈추지 않을 때는 포도당 보충하기

입덧으로 밥을 먹지 못해 포도당이 부족해지면 저장해 두었던 지방으로 간이 에너지를 만들기 시작한다. 이때 지방을 태우고 남은 재로 생겨나는 케톤체ketone body가 너무 많이 쌓이면 구토감을 유발한다. 이 악순환을 막을 방법은 포도당을 끊지 않는 것이다. 과일이나 탄수화물 등 포도당이 풍부한 음식을 섭취하자. 사탕도 좋다. 입덧이 절정에 다다르는 시기는 임신 12주 차다. 이 시기가 지나고 나서 다시 균형 잡힌 식사를 하면 된다.

[입덧의 원리]

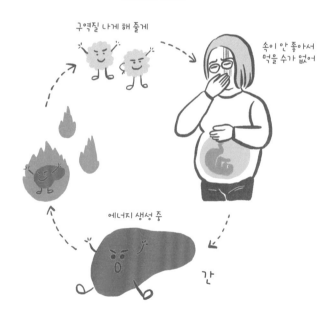

구역질 나게 해 줄게

속이 안 좋아서 먹을 수가 없어

에너지 생성 중

간

[머리맡에 항상 음식을 준비해 둔다]

NG

공복을 느끼면 입덧이
더 심해진다. 공복인
시간을 만들지 않도록
주의하자!

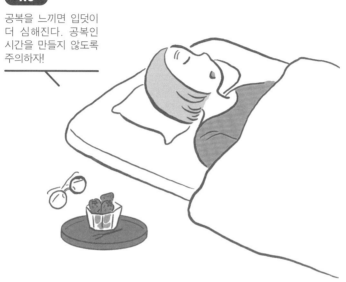

방울토마토, 감자튀김, 빵 등
한 가지 음식만 집중적으로
먹고 싶어지는 사람도 있나 봐

MINI
COLUMN

과식을 부르는
입덧도 있다

입덧에는 개인차가 있다. 일명
'먹덧'이라고 해서 공복이면 기분
이 안 좋아져서 무언가를 계속 먹
는 사람도 있다.

산후 문제

**산후의
호르몬
변화**

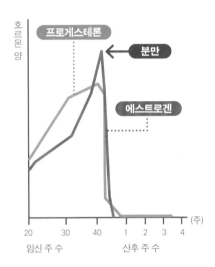

분만 후에는 그때까지 임신을 유지하려고 노력했던 에스트로겐과 프
로게스테론의 분비가 단번에 줄어든다. 이렇듯 호르몬 균형에 큰 변
화가 생기면서 자율 신경도 영향을 받아 다양한 문제가 나타난다.

원인　분만 직후에는 긍정적인 마음을 갖게 하는 에스트로겐이
급격히 감소하면서 심리가 매우 불안정하다. 일반적으로
10일째부터는 좋아지지만, 몇 개월이 지나도 기분이 나
아지지 않는 사람도 있다. 이때 여성의 몸은 출산으로 체
력이 바닥까지 떨어지고, 골반도 벌어져 너덜너덜한 상
태가 된다.

[산후 우울증과 매터니티 블루의 차이]

산후 우울증

- 무기력하다.
- 쉽게 불안과 긴장을 느 낀다.
- 스스로 엄마 자격이 없다 고 생각한다.
- 식욕이 없고 금방 피곤해 진다.
- 출산 후 2주 이상 지나도 증상이 나아지지 않는다.

매터니티 블루

- 정서가 불안하다.
- 짜증이 난다.
- 집중력이 떨어진다.
- 잠이 오지 않는다.
- 출산 후 10일 정도 지나 면 증상이 나아진다.

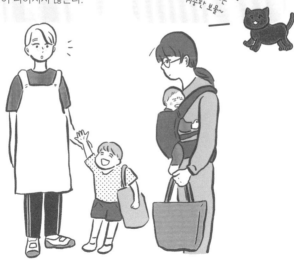

염치 따위 던져 버리고 가족이나 육아 친구에게 기대자

출산 후에는 에스트로겐 분비가 감소해 심리가 불안정해지기 쉽다. 매터니티 블루(maternity blue, 산모에게 자주 나타나는 불면·불안·우울증 등의 정신증세 - 번역자 주)가 심해지면 산후 우울증으로 번져 심각한 정신병적 증상이 오래 이어진다. 불안과 걱정으로 짓눌릴 것 같다면 남편이나 부모님처럼 가까운 사람에게 상담하자.

가까운 사람에게 상담하기가 오히려 부담스러운 사람은 같은 시기에 산부인과에 다녔던 육아 친구와 고민을 나누거나, 지자체의 도움을 받는 방법도 있다. 혼자서 고통을 끌어안고 있지 말고 기분 전환할 시간을 만드는 것이 중요하다.

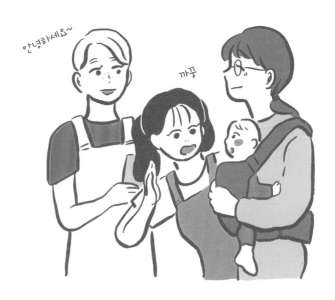

골반 스트레칭으로
근력을 되찾는다

부담이 적은 운동으로 골반저근을 단련하자

출산으로 느슨해진 골반과 골반저근을 그대로 두면 요통과 요실금
이 생길 수 있다. 산후 한 달 정도까지는 골반벨트를 사용하기도 하
는데, 여기에만 의존하면 근력이 떨어지므로 주의해야 한다.

산후 3주가 지나면 누워서 할 수 있는 골반 스트레칭으로 골반저근
을 단련하자. 혈액 순환이 원활해져 요통이 완화되고, 자궁과 질의
회복도 빨라져 하반신의 부기와 변비도 개선할 수 있다. 무리하지
말고 몸 상태에 맞춰 자신만의 속도로 실천하면 된다.

NG

통증이나 불편함이 느껴지
면 멈춘다. 제왕절개 수술을
한 사람은 의사와 상담한 후
에 실천하도록 한다.

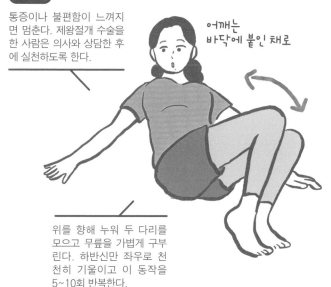

어깨는
바닥에 붙인 채로

위를 향해 누워 두 다리를
모으고 무릎을 가볍게 구부
린다. 하반신만 좌우로 천
천히 기울이고 이 동작을
5~10회 반복한다.

불임증

**불임증
이란?**

건강한 남녀가 피임하지 않고 부부관계를 가졌는데도 1년 안에 임신이 되지 않는 경우를 일반적으로 불임증이라고 정의한다. 최근에는 임신을 계획하는 나이가 많아지면서 임신 적령기*를 지난 부부의 불임이 늘고 있다.

* 임신, 출산에 적합한 시기. 일반적으로 25~35세 전후로 본다.

원인

여성은 배란이 되지 않거나 염증 등으로 난관이 막혔을 수도 있고, 또는 자궁경관에 점액이 부족해 정자가 통과하지 못하거나, 자궁근종과 같은 질병으로 수정란이 착상하지 못하는 경우가 있다. 남성은 정자 수가 적거나 정자의 운동성이 떨어졌을 수 있고, 또는 과거에 생겼던 염증으로 정관이 막힌 사람도 있다. 남녀 모두에게 나타날 수 있는 원인으로는 나이를 먹으면서 정자와 난자의 질이 떨어졌거나, 스트레스로 인한 활성산소의 증가를 꼽을 수 있다. WHO의 조사에 따르면 원인별 남녀 비율은 원인이 '여성에게만 있는 경우가 41%', '남성에게만 있는 경우가 24%', '둘 다에 있는 경우가 24%'라고 한다.

임신 준비의 시작은 불임검사부터

검사를 통해서 몸 상태를 알아보자

임신 준비에 들어갈 때는 우선 불임검사를 받아보는 것이 좋다. 불임검사는 보통 결혼 예정이나 결혼한 부부가 받는 검사라고 생각하기 쉽다. 하지만 결혼 여부에 상관없이 장래에 임신을 계획하는 여성이라면 누구나 받을 수 있다.

검사 내용은 '문진', '내진', '혈액검사'로 이루어진다. 상세한 검사 항목과 비용은 병원에 따라 다르므로 자세한 검사 내용을 알아보고 사전에 확인한 후에 진찰받기를 권한다.

[검사 절차와 내용]

남성

➊ 문진
↓
➋ 정액 검사

정액과 정자의 양과 상태를 보고 정자가 자연 임신이 가능한 상태인지를 검사한다. 또한 병원에 따라서는 소변 검사를 통해 성 감염증 유무를 검사하기도 한다.

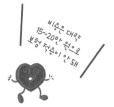

비용은 대략 15~20만 원으로 보험 적용이 안 돼

여성

➊ 문진

초경 나이와 마지막 월경 시작일, 지병의 유무 등을 문진표에 작성한다. 월경 주기를 미리 앱에 기록해 두는 것이 좋다.

➋ 내진

질, 자궁, 난소의 상태를 검사한다. 초음파 검사와 질 분비물 검사를 통해 자궁내막증이나 성 감염증의 유무를 확인한다.
↓
➌ 혈액 검사

부인과와 관련된 질병의 유무만이 아니라 B, C형 간염과 같이 모자간 감염 가능성이 있는 질병이 없는지도 검사한다.

처방전 ✚2 | 난소에 좋은 생활 습관을 기른다

난소를 지키려면 활성산소부터 줄이자

체내에 활성산소(69쪽)가 과도하게 쌓이면 난소에 안 좋은 영향을 미쳐 불임을 유발할 가능성이 있다.

활성산소가 늘어나는 원인은 다양하니 항상 주의해야 한다. 또한 수면 호르몬인 멜라토닌은 활성산소를 제거하는 작용을 한다. 따라서 충분한 수면이 중요하다. 비타민 A, C, E와 β 카로틴 같은 항산화 성분을 포함한 음식도 적극적으로 섭취해야 한다.

더불어 기초체온을 재는 일을 습관화해서 임신 타이밍을 놓치지 않도록 하자.

[꼭 지켜야 할 7가지 생활 습관]

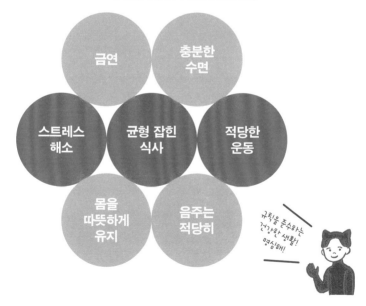

규칙을 준수하는 건강한 생활! 명심해!

치료는 빨리 시작할수록 좋다

요즘은 임신 적령기를 지나서 임신을 원하는 사람도 많다. 그러다 보니 5~6쌍 중 한 쌍의 부부가 불임 치료를 받는다고 한다.

그런데도 여전히 불임으로 혼자 괴로워하는 여성이 많다. '치료비가 많이 들지는 않을까?', '남편이 적극적으로 나서지 않으면 어쩌지?' 이런저런 고민이 많아진다.

하지만 불임 치료는 가능한 한 빨리 시작하는 편이 임신 확률도 높이고, 치료 기간도 짧아지므로 우선 산부인과나 불임 치료 병원에서 상담부터 받아 보자.

[불임 치료의 종류]

타이밍 법	인공수정	체외수정 (시험관 아기)
임신 확률을 높이기 위해 임신할 확률이 높은 타이밍에 맞춰 관계를 갖는 방법	채취한 남성의 정자를 자궁 안에 직접 주입해 임신을 돕는 치료	여성과 남성 각자의 난자와 정자를 채취해 인공적으로 수정시킨 수정란을 자궁에 주입하는 방법
【비용】의사에게 지도만 받기 때문에 보험이 적용된다.	【비용】보험 적용이 되지 않아 60~80만 원 정도의 비용이 드는데, 정부 지원 대상자인 경우에는 50만 원까지 지원받을 수 있다.	【비용】보험이 적용되지 않아 250~500만 원 정도의 비용이 든다. 정부 지원 대상자의 경우에는 190만 원까지 지원받을 수 있다.

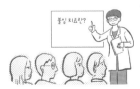

37 갱년기 장애

**갱년기
장애란?**
완경 전후 각 5년간을 갱년기라고 하며, 이 시기에는 여성 호르몬 자체가 급격히 감소해 몸과 마음에 다양한 증상이 나타난다. 그 증상이 심해 일상생활에 지장을 초래하는 상태를 갱년기 장애라고 한다.

원인
나이가 들어 난소 기능이 떨어지면 뇌(시상하부)에서 '여성 호르몬을 분비하라'는 지시를 내려도 호르몬이 잘 분비되지 않는다. 그렇게 되면 뇌가 혼란스러워하며 자율신경에도 영향을 미친다. 이 혼란이 다양한 증상을 일으킨다.

증상
① 홍조
② 상기증
③ 현기증
④ 두근거림
⑤ 짜증
⑥ 우울
⑦ 불면증
등 다양.

[갱년기 장애의 원리]

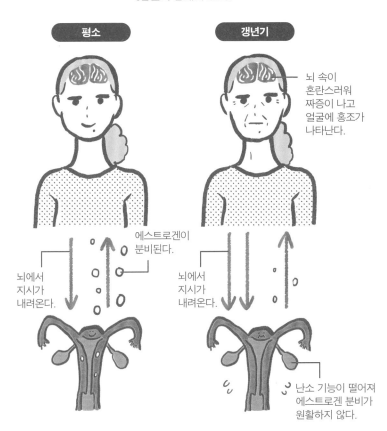

평소

갱년기

뇌 속이 혼란스러워 짜증이 나고 얼굴에 홍조가 나타난다.

에스트로겐이 분비된다.

뇌에서 지시가 내려온다.

뇌에서 지시가 내려온다.

난소 기능이 떨어져 에스트로겐 분비가 원활하지 않다.

한약의 힘을 빌린다

괴로운 갱년기 장애는 참지 말고 치료하자

과거에는 갱년기 장애를 단순한 히스테리로 취급해 치료 대상으로 보지 않았지만, 지금은 여성 건강관리의 하나로 인식해 근본적인 치료법이 나와 있다.

갱년기 장애 치료에는 호르몬 보충 요법*, 태반 주사, 한약이 있다.

이 중 다양한 증상과 체질에 맞춰 생약을 조합해 지은 한약은 사람마다 증상이 다른 갱년기 장애 치료에 안성맞춤이다. 호르몬 보충 요법과 병행할 수도 있다.

* 나이가 들면서 감소하는 에스트로겐 분비량을 보충하는 호르몬 요법. 자궁체암 치료 중이거나 유방암 병력이 있으면 적용할 수 없지만, 얼굴 홍조에 빠른 효과를 보인다고 알려져 있다.

[갱년기 장애에 좋은 5대 한약]

모든 불편한 증상에 잘 듣는

가미소요산(加味逍遙散)

자율 신경을 조절해 마음을 안정시키고 혈액 순환을 촉진한다. 상기증, 어깨 결림, 불안, 짜증에도 효과가 있다.

체력이 약한 사람은

당귀작약산(當歸芍藥散)

체력이 약하고 빈혈 등으로 쉽게 지치는 사람에게 좋다. 현기증, 부기, 두통, 어깨 결림, 두근거림에 효과적이다.

체력이 받쳐 주는 사람은

도핵승기탕(桃核承氣湯)

기가 막혀 있거나 혈액 순환이 원활하지 않아서 생기는 증상을 개선한다. 상기증, 변비, 두통, 어깨 결림, 불안, 불면증에 좋다.

튼튼한 사람에게는

계지복령환(桂枝茯苓丸)

혈액 순환을 원활하게 해서 상기증, 두통, 어깨 결림, 현기증, 냉증을 완화해 준다.

신경이 예민해진 사람에게는

억간산(抑肝散)

감정이 고조되고 계속 짜증이 나며, 화를 잘 내고 잠을 못 자는 증상처럼 신경 과민으로 생긴 흥분이나 긴장감을 낮춰 준다.

하루에 두유 한 잔씩 마신다

대두 이소플라본으로 갱년기 고민 해결

갱년기에는 에스트로겐 분비가 점점 줄어들어 이유 없이 짜증이 난다. 그럴 때는 두유를 마셔서 마음을 진정시키자.

두유 같은 대두 제품에 들어 있는 대두 이소플라본이라는 성분은 에스트로겐과 비슷한 분자 구조로 되어 있어, 몸이 에스트로겐으로 착각하는 덕분에 신체를 안정시키는 데 도움이 된다.

여기에 세로토닌의 원료인 트립토판이 듬뿍 들어 있는 바나나와 항산화 작용을 하는 검은깨를 더해 두유의 효과를 한층 높이자.

홍조와 상기증에는

검은깨 × 바나나 × 두유

재료

- 무조정 두유(대두 고형분이 80% 이상 함유된 두유-번역자 주) … 200ml
- 검은깨 가루 … 1큰술
- 바나나 … 한 개

만드는 법

내열 컵에 으깬 바나나와 두유를 넣고 전자레인지(500W)로 약 1분 30초간 가열한 뒤에 마지막으로 검은깨 가루를 넣어 섞어 주면 완성!

여성 호르몬을 안정시키는

검은깨 × 콩가루 × 두유

재료

- 무조정 두유 … 200ml
- 검은깨 가루 … 1큰술
- 콩가루 … 1큰술
- 벌꿀 … 적당량

만드는 법

내열 컵에 두유를 넣고 전자레인지(500W)로 약 1분간 가열한 뒤에 검은깨 가루와 콩가루를 넣어 섞는다. 벌꿀을 적당량 추가해 단맛을 낸다.

38 조기 갱년기 장애

조기 갱년기 장애란?
30대 후반에서 40대 초반, '갱년기가 시작되기 전 시기^{pre} ^{menopause}'에 에스트로겐 분비가 감소하지 않았는데도 갱년기 장애와 비슷한 증상이 나타나는 현상을 말한다. 또한 20대에 이와 같은 증상이 생기면 '연소성 갱년기 장애'라고 한다.

원인
스트레스로 인한 자율 신경 불안정이 원인으로 보인다. 여성 호르몬은 자율 신경과 마찬가지로 시상하부의 지시를 받아 분비되기 때문에 시상하부가 스트레스를 받으면 모두 함께 무너지면서 이런저런 불편한 증상을 초래한다.

증상
① 상기증 ② 두근거림
③ 냉증 ④ 두통
⑤ 짜증 ⑥ 수면 장애
⑦ 월경 불순
등등 다양.

부인과
증상

[조기 갱년기 장애의 원리]

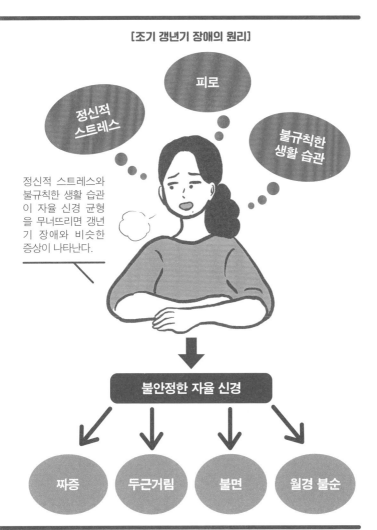

피로

정신적
스트레스

불규칙한
생활 습관

정신적 스트레스와 불규칙한 생활 습관이 자율 신경 균형을 무너뜨리면 갱년기 장애와 비슷한 증상이 나타난다.

불안정한 자율 신경

짜증

두근거림

불면

월경 불순

39 완경

완경이란?	난소 활동이 점점 약해지다가 멈추고 월경이 완전히 끊기는 상태를 말한다. 월경하지 않는 상태가 12개월 이상 지속되면 완경이라고 본다. 여성의 평균 완경 나이는 50세지만, 빠른 사람은 40대 초반, 늦은 사람은 50대 후반에 오기도 한다.
원인	여성은 약 200만 개의 원시난포*를 가지고 태어난다. 이것이 사춘기와 생식 연령에 이르면서 자연 소멸하여 약 20~30만 개가 되고, 그 후에도 매월 약 1,000개씩 사라진다. 그리고 갱년기가 시작되는 40대 후반~50대 중반에는 거의 사라져 완경이 된다.

* 난자의 전 단계. 난소 안에 존재하며 호르몬의 영향으로 단계적으로 성장한다. 성숙난포가 되고 이것이 파열되면서 난포 일부가 난자가 된다. 이것이 난소 밖으로 배출되는 현상을 배란이라 한다.

증상	① 갱년기 장애 ② 뼈가 약해진다. ③ 피부에 윤기가 사라진다. ④ 머리카락이 얇아진다. ⑤ 쉽게 살이 찐다. ⑥ 혈압이 높아진다.

[완경이 오기 전 월경 패턴]

(개월)

0　　1　　2　　3

❶ 일반적인 월경
월경

❷ 월경 주기가 짧아진다

❸ 간헐적으로 무배란 월경
무배란 월경　　무배란 월경

❹ 2~3개월에 한 번

❺ 완경

매월 일정하던 월경 주기가 짧아지거나, 간헐적으로 무배란 월경을 하면서 점차 2~3개월에 한 번 월경을 하고, 최종적으로 12개월 동안 월경이 없으면 완경이 된다. 다만 완경이 오는 패턴에는 개인차가 있다. 어느 날 문득 생각해 보니 이미 완경이었다는 사람도 있다.

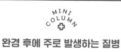

완경 후에 주로 발생하는 질병

완경으로 에스트로겐 분비가 급격하게 줄어들면 뼈, 혈관, 점막이 약해진다. 이에 따라
● 골다공증　● 동맥경화　● 뇌경색
● 심근경색　● 위축성 질염
같은 질병 발생 위험이 커진다. 완경기에는 식습관을 개선하고 산책이나 스트레칭 같은 적당한 운동을 일상생활 속 습관으로 만들자.

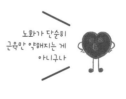

노화가 단순히 근육만 약해지는 게 아니구나

병에 걸리지 않으려면 운동과 생활 습관 개선이 필요해

식습관 개선으로 질병을 예방한다

'혈관 지킴이 식품'으로 혈관 노화를 막자

에스트로겐은 여성에게 '부적'과도 같은 호르몬이다. 완경으로 에스트로겐이 분비되지 않으면 뼈와 혈관이 약해지고, 신진대사가 둔해지면서 질의 점막이 위축되는 등 노화가 진행된다.

특히 신경 써야 하는 부분이 동맥경화다. 지질대사 기능이 떨어지면서 혈관에 나쁜 콜레스테롤이 쌓이고 심각한 질병으로 이어질 수 있다.

따라서 완경 후에는 피를 맑게 하는 차, 생선, 해초, 낫토, 식초, 버섯, 채소, 파와 같은 '혈관 지킴이' 식품을 꼭 챙겨 먹자.

[혈관 지킴이 식품]

차	생선	해초	낫토
차의 떫은맛 성분인 카테킨Catechin은 혈액의 산화를 막고 콜레스테롤 수치와 혈당치를 낮추는 작용을 한다.	꽁치와 전갱이 같은 등푸른생선에는 DHA와 EPA가 풍부하다. DHA는 혈관에 탄력을 주고 EPA는 핏덩이가 생기는 것을 막아 준다.	해초의 알긴산Alginic acid은 혈당이 급격히 상승하지 않도록 억제하고, 콜레스테롤 흡수를 막는 작용을 한다.	낫토키나아제Natto kinase는 핏덩이를 녹이는 작용 외에 풍부한 B$_{12}$를 포함하고 있어 빈혈을 예방한다.

식초	버섯	채소	파
식초와 매실에 들어 있는 시트르산citric acid은 혈소판이 필요 이상으로 모여 핏덩이가 생기는 것을 막아 준다.	버섯류가 가진 특유의 β 카로틴이란 성분은 백혈구를 활성화해서 면역력을 높인다.	당근과 피망 같은 녹황색 채소는 항산화 작용을 하는 성분을 많이 함유하고 있어 동맥경화를 막아 준다.	파 종류가 가진 특유의 향기 성분인 알리신Allicin은 살균 효과가 있으며 혈액 순환을 원활하게 해 혈전 생성을 막아 준다.

새로운 인생을 즐긴다

인생의 반환점 갱년기를 인생의 전성기로

완경을 여성성을 잃어버리는 부정적인 현상으로만 본다면 너무나 안타까운 일이다! 지금은 인생 100세 시대, 50세는 인생의 반환점 일 뿐이다. 지금까지 열심히 살아 온 자신에게 주는 보상으로 남은 절반의 인생은 아낌없이 자기 행복을 위해 살아 보자.

완경되면 월경으로 인해 생겼던 불쾌감과 불편한 증상에서 해방될 수 있으며, '월경 중이라……'며 일정을 조정할 필요도 없다. 완경 후 에 몸에 생길 위험을 잘 파악하면서 영양 섭취는 충분히 하고, 긍정 적인 마음가짐으로, 자유롭게 새로운 인생의 전성기를 즐기자.

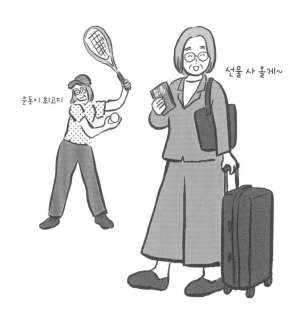

운동이 최고지

선물 사 올게~

✚
산부인과 체험기

부끄러워……. 이런 생각 때문에 산부인과 검진을 피해왔던 주영 씨가 용기를 내 산부인과 검진에 도전했다!

체험자 주영 씨

지금까지 바쁘다는 핑계로 산부인과 검진을 미뤄 왔습니다. 그런데 요즘 또래의 지인들이 하나둘씩 부인과 관련 질병을 앓는 모습을 보니 남의 일이 아니더군요. 30대가 되면 자궁암에 걸릴 확률이 높아진다는 사실도 알게 돼서, 한번 제대로 검사를 받아 보는 편이 좋겠다는 생각에 이번에 산부인과 검진을 받았습니다.

[검사 내용은?]
자궁경부암의 유무

저는 자궁경부암 검사와 자궁, 난소의 상태를 보는 초음파 검사를 받았습니다. 병원에 따라서는 혈액검사와 소변 검사를 같이하는 곳도 있고, 검사 내용은 다양한 듯합니다.

[검사 비용은?]

국민건강보험공단에서 전액을 부담해, 20세 이상 여성은 2년마다 자궁경부암 검사를 무료로 받을 수 있습니다.
초음파 검사는 병원에 따라서 금액에 차이가 있습니다. 대략 4만 원 이내의 비용이 듭니다.

[사전에 준비할 사항]

● 치마를 입고 가면 검사하기 편해요. 바지를 입었어도 괜찮아요. 병원에서 검사할 때 입을 수 있는 치마를 빌려주기도 합니다.

● 어느 병원에 가면 좋을지 잘 모르겠으면 인터넷 후기를 찾아보거나 친구가 다니는 병원을 소개받으면 편해요.

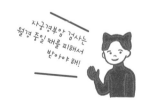

자궁경부암 검사는 월경 중일 때를 피해서 받아야 해!

[검사 절차]

❶ 문진표 작성

대기실에서 문진표를 받아 월경 주기, 최근 월경 상태, 월경통 유무, 임신 이력, 몸 상태 등을 작성했습니다.

❷ 진찰대에 앉기

진찰실에 들어가 문진표에 적은 내용을 꼼꼼하게 확인한 후, 속옷을 벗고 진찰용 의자에 앉으라는 지시를 받았습니다.

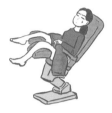

❸ 세포 채취

의자에 앉자 의자 바닥이 올라가면서 다리가 쩍 벌어져서 우스꽝스러운 모습이 되었습니다. 질을 벌리는 기구를 넣고 자궁경부의 세포를 채취했는데, 아프지는 않았습니다.

❹ 내진

의사 선생님이 질에 손가락을 넣고 다른 한 손으로 배를 만지면서 자궁과 난소의 상태를 확인했습니다.

❺ 초음파 검사

프로브라고 하는 지름 2cm 정도의 기구를 질에 넣고 초음파로 자궁과 난소의 모양을 모니터로 확인했습니다. "작은 근종이 있으니까 1년에 한 번은 검진으로 상태를 지켜봅시다"라고 하셨습니다.

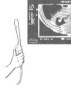

❻ 결과 확인

1주일 후에 검사 결과가 나왔고 '자궁경부암 소견은 없다'고 진단받았습니다. 근종이 있기는 하지만 크기가 작아서 크게 걱정할 필요는 없는 것 같아 일단 안심했습니다.

사후피임약은 무서운 약일까?

'사후피임약'은 피임에 실패했을 때나 원하지 않는 임신을 피하려는 응급조치로 사용하는 약이다. 복용하면 수정란이 착상하기 어려워져 100%는 아니지만, 임신을 막을 확률이 매우 높다. 이와 같은 응급 피임약이 서양에서는 처방전 없이도 살 수 있을 정도로 보편화되어 있다. 원하지 않는 임신으로 낙태 수술을 받아야 하는 상황을 생각하면 몸과 마음의 부담을 훨씬 낮출 수 있어 좋다.

● 사후피임약 복용법
노레보원정은 성관계를 가진 후 72시간 안에 한 번만 복용한다. 유즈페법은 성관계를 가진 후 72시간 안에 한 번, 다시 12시간 뒤에 한 번 복용한다.

● 어디서 구매하는가?
처방전 없이 구매할 수 없어 산부인과 진료를 받고 처방받는다. SNS상에서 떠도는 사후피임약은 가짜인 경우도 있으니 구매해서는 안 된다.

● 사후피임약의 종류
- 유즈페법(yuzpe법): 월경 주기를 조정할 때 사용하는 중용량 피임약으로 피임하는 방법이다. 노레보원정보다 피임 효과가 낮고 구토김 등의 부작용이 있어 일본에서는 처방하는 병원이 감소하는 추세다.
- 노레보원정: 유즈페법보다 부작용이 적고 아주 드물게 구토감, 두통, 권태감이 나타나기도 한다.

196

CHAPTER 4

여자는 평생
변화의 소용돌이
속에서 산다

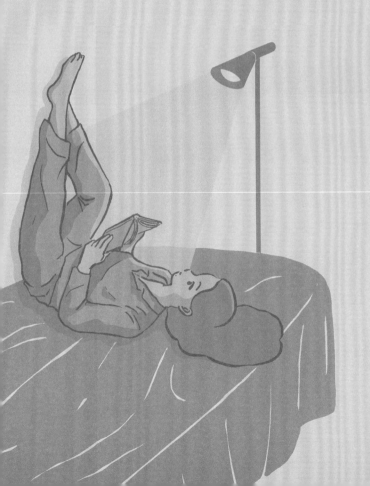

산부인과 검진은 하루라도 빨리

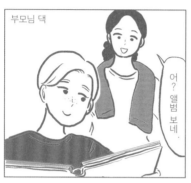

부모님 댁

어? 앨범 보네.

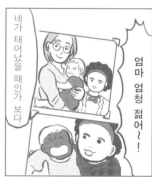

네가 태어났을 때인가 보다.

엄마 엄청 젊어~!

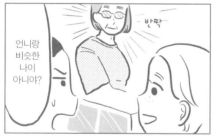

언니랑 비슷한 나이 아니야?

반짝

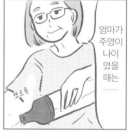

엄마가 주영이 나이였을 때는……

푸르륵

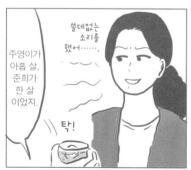

쓸데없는 소리를 했어……

주영이가 아홉 살, 준희가 한 살 이었지.

탁!

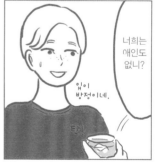

너희는 애인도 없니?

입이 방정이네.

탁!

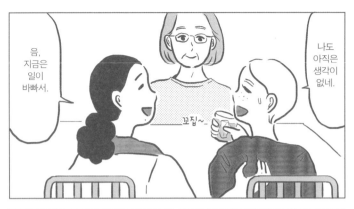

음, 지금은 일이 바빠서.

나도 아직은 생각이 없네.

꼬집~

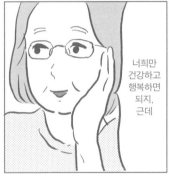

너희만 건강하고 행복하면 되지, 근데

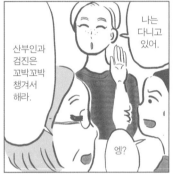

산부인과 검진은 꼬박꼬박 챙겨서 해라.

나는 다니고 있어.

엥?

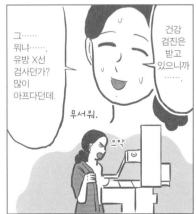

그……뭐냐……, 유방 X선 검사던가? 많이 아프다던데.

건강 검진은 받고 있으니까…….

무서워.

으악

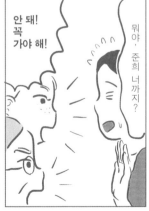

안 돼! 꼭 가야 해!

뭐야, 준희 너까지?

199

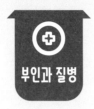

부인과 질병

호르몬을 관리하면
인생이 관리된다

여성 호르몬 분비량은 생애 주기에 따라 크게 변한다. 사춘기에 접어들면서부터 난소에서 에스트로겐 분비가 시작된다. 20대가 되면서 성 기능이 충분히 발달하면서 20대 후반에 분비량이 최고조에 달한다. 그 후 서서히 감소하기 시작해 갱년기에 접어드는 40대 후반부터 급격히 감소하고, 50대가 되면 거의 분비되지 않다가 완경에 이른다.

이와 같은 호르몬 분비량의 변화는 여성이 겪는 특유의 질병과 떼려야 뗄 수 없는 관계에 있다. 분비량이 많은 시기에 발병하기 쉬운 질병, 급격히 감소하는 시기에 나타나는 불편한 증상과 질병, 분비가 멈춰서 생기는 질병 등, 어느 시기에나 질병의 위험이 따라다닌다. 따라서 자궁경부암 검사(20세 이상, 1년에 1회), 유방암 검사(40대 이상, 2년에 1회), 종합건강검진 등을 통해 예방하고 조기에 발견할 수 있도록 신경 써야 한다.

다양한 검사가 있어!

[일반적인 부인과 검진의 종류]

자궁경부암 검사

질을 통해 전용 브러시를 넣어 자궁경부를 가볍게 긁어 세포를 채취하고, 현미경으로 관찰해 암세포가 없는지 확인한다. 월경 중에는 검사할 수 없다.

유방 시진(視診)과 촉진(觸診)

의사가 맨눈으로 가슴을 관찰하여 함몰된 부분이 없는지 확인하고, 손으로 만져서 멍울이 있는지, 림프절이 붓지는 않았는지, 유두에서 분비물이 나오지는 않는지 확인한다.

자궁체암 검사

질을 통해 자궁 안에 전용 브러시를 넣어 자궁내막 세포를 채취하고, 현미경으로 이상이 없는지 확인한다. 이상이 있으면 내막 조직을 더 자세히 검사한다.

유선 초음파 진단

가슴에 초음파를 보내고 되돌아오는 초음파의 파형으로 이상이 있는지를 확인한다. 유방 X선 검사로 멍울이 확실하게 찍히지 않은 경우에도 멍울이 양성인지 악성인지 진단할 수 있다.

경질 초음파 검사

질을 통해 가느다란 초음파 기구(프로브)를 넣어 되돌아오는 초음파로 자궁과 난소 상태를 확인한다. 자궁근종, 자궁내막증, 난소낭종 등을 자세히 관찰할 수 있다.

유방 X선 검사(mammography)

가슴을 플라스틱판에 끼워 넣고 평평하게 해서 X선으로 촬영한다. 시진과 촉진으로 확인하지 못한 멍울이나 석회화된 유방암을 발견하는 데 적합한 방법이다.

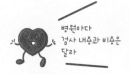
병원마다 검사 내용과 비용은 달라

201

\ 여성의 생애 주기와 질병 /

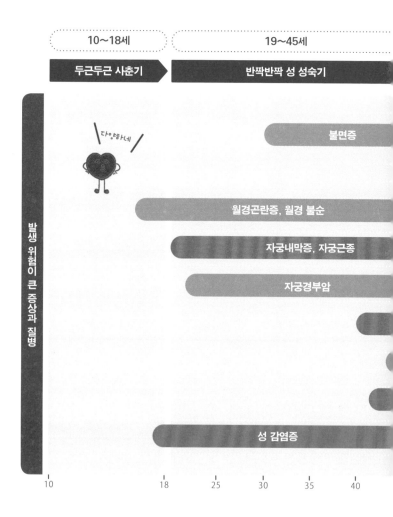

에스트로겐 분비량이 증가하는 시기와 감소하는 시기에 따라
발생 위험이 큰 질병이 다르다.
시기별 발생 위험이 큰 질병에 대해 알아 두고 예방에 힘쓰자.

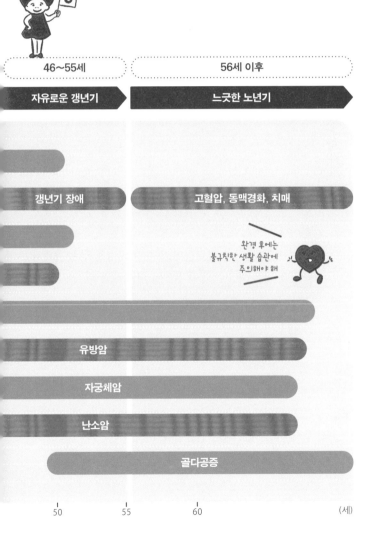

46~55세	56세 이후
자유로운 갱년기	느긋한 노년기

갱년기 장애

고혈압, 동맥경화, 치매

폐경 후에는
불규칙한 생활 습관에
주의해야 해

유방암

자궁체암

난소암

골다공증

50　　　55　　　60　　　　　(세)

성 감염증

**성 감염증
이란?** 성 감염증은 성관계로 감염되는 질병이다. 클라미디아나 임질과 같이 종류가 다양하다. 감염되면 요도나 질, 목, 피부에 염증이 생기고 발열을 동반하기도 한다. 그중 인간면역결핍바이러스[HIV] 감염증처럼 면역력을 떨어뜨리는 감염증도 있다.

원인 성관계 중 병원체를 포함한 정액, 질 분비액, 혈액 등이 입이나 성기의 점막, 피부에 닿아 감염된다. 종류에 따라서는 피로로 인해 면역력이 떨어져 발병하거나, 가족과 수건을 같이 사용한 일이 원인이 되기도 한다.

예방법 ① 성관계 전, 후에는 샤워한다.
② 콘돔을 사용한다.

검사법 ① 병원에서 검사받는다.
② 검사 키트로 자가 진단한다.

[대표적인 성 감염증과 증상]

클라미디아 감염증
(genital chlamydial infection)

〔증상〕
- 자각증상이 거의 없다.
- 질 분비물이 흰색~노란색이며 양이 많고, 물처럼 묽다.

클라미디아 트라코마티스(Chlamydia trachomatis)라는 미생물이 원인이다. 자궁경관이나 목 안쪽에 감염된다. 자각증상이 없는 경우가 많아 임신 중에 하는 검사로 알게 되는 사람도 있다. 난관에 염증을 일으키고 불임의 원인이 되기도 한다.

칸디다 질염
(candidal colpitis)

〔증상〕
- 질이나 외음부에 심한 가려움과 통증이 생긴다.
- 질 분비물이 술지게미나 요구르트 같은 상태다.

칸디다 균이 일으키는 질병. 성관계로도 감염되지만, 칸디다 균이 토착 세균으로 원래 질 안에 존재하는 균이기 때문에 면역력 저하로 균이 증식해 발병하는 경우가 많다.

성기 헤르페스
(herpes virus infection)

〔증상〕
- 외음부나 질에 심한 통증이 있다.
- 물집이 생기고 짓무른다.
- 발열

헤르페스 바이러스가 원인이다. 바이러스가 피부나 점막을 통해 감염된다. 여성은 외음부나 질에 심한 통증을 느끼고, 배뇨통, 보행 곤란, 발열을 일으키기도 한다. 면역력이 떨어지면 쉽게 재발한다.

임질
(gonorrhea)

〔증상〕
- 자각증상이 없는 사람도 있다.

임균이라는 세균이 원인이다. 여성은 증상이 없는 사람도 많다. 증상이 나타나는 사람은 질 분비물이 많아지고 부정 출혈이 일어나기도 한다. 방치하면 병원균이 골반 안쪽으로 번져 복막염을 일으킨다.

매독
(syphilis)

〔증상〕
- 감염 부위에 멍울이 생긴다.
- 허벅다리가 붓는다.
- 목이 붓고 탈모가 생긴다.

트레포네마 팔리듐(Treponema pallidum)이라는 세균이 원인이다. 초기에는 감염 부위에 멍울이 생기고, 시간이 지나면서 증상이 변한다. 말기에는 심장에 심각한 문제가 생긴다.

41 자궁내막증

**자궁
내막증
이란?**

자궁내막증은 자궁내막 조직이 자궁 외의 위치에서 증식하는 질병으로, 주변 조직과 유착이 생겨 통증을 유발한다. 자궁내막증이 난소에 생기는 경우를 '난소낭종(난소 초콜릿 낭종)'이라 부른다.

원인

자궁내막증의 원인에는 다양한 설이 있으나 정확한 원인은 아직 밝혀지지 않았다. 다만 월경을 반복하는 사이에 증상이 진행되므로 여성 호르몬과 관련이 있는 것으로 보인다. 20~30대 발병하는 사람이 많고 30~34세 환자가 가장 많다.

증상

① 극심한 월경통
② 월경 주기와 관련 없는 아랫배 통증
③ 월경 주기와 관련 없는 요통
④ 배뇨통
⑤ 성교통
⑥ 불임

검사법 자궁내막증은 수술해서 확인해야 확진을 내릴 수 있지
만, 실제로는 우선 수술 외의 방법으로 임상 진단을 한다.
검사법은 ① 문진, ② 내진, ③ 초음파 검사, ④ 혈액검사
가 있으며 필요에 따라서는 ⑤ MRI 검사도 한다.

대처법 수술이 필요 없는 경우에는 호르몬제를 복용하며 경과를
지켜본다.

[자궁내막증의 원리]

자궁내막

난소

난소 초콜릿 낭종
난소에 생긴 자궁내막증

질

자궁내막 조직
자궁 외의 위치에 내
막 조직이 생기는 질
병을 자궁내막증이
라 한다.

* 난소에 생긴 주머니 형태의 종양을 '난소낭종'이라 한다. 대부분 양성이지만, 드물게 악성인 경
우도 있다.

42 자궁근종

**자궁
근종
이란?**   자궁 근육에 생긴 종양을 말한다. 근육이 이상 번식을 한 것으로 악성 종양은 아니다. 자궁 안쪽을 향해 자라는 점막하근종, 근육 속에 생기는 근층내근종, 바깥쪽에 생기는 장막하근종으로 분류하며 20~30%의 여성에게서 나타난다.

원인   근종이 생기는 정확한 원리는 밝혀지지 않았다. 태어날 때부터 가지고 있던 근종의 싹이 자란다는 주장도 있고, 여러 세포가 변해서 생긴 자궁근 줄기세포에서 근종 세포가 발생한다는 주장도 있다. 다만 에스트로겐이 근종 발달에 영향을 미친다는 사실은 밝혀졌다.

증상   ① 과다월경 / 빈혈
② 월경통
③ 빈뇨 / 변비 등

검사법   ① 초음파 검사
② MRI 검사

예방법 ① 평소에 월경통과 월경혈의 상태를 잘 관찰한다.

대처법 근종이 작아서 증상이 없으면 치료하지 않지만 커진 근
종은 수술로 제거한다. 수술할 정도가 아니면 호르몬제
로 여성 호르몬 분비를 조절해 증상을 완화하는 치료를
한다.

[자궁근종의 종류와 원리]

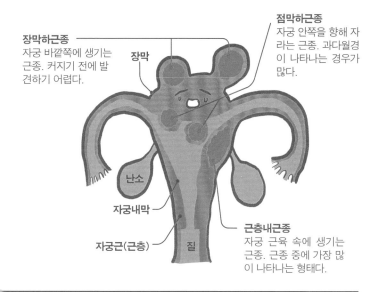

장막하근종
자궁 바깥쪽에 생기는
근종. 커지기 전에 발
견하기 어렵다.

장막

점막하근종
자궁 안쪽을 향해 자
라는 근종. 과다월경
이 나타나는 경우가
많다.

난소

자궁내막

자궁근(근층)

질

근층내근종
자궁 근육 속에 생기는
근종. 근종 중에 가장 많
이 나타나는 형태다.

자궁경부암

**자궁
경부암
이란?**

자궁하부에 관처럼 생긴 부분(자궁경부)에 발생하는 암이다. 자궁에 생긴 암의 70%가 자궁경부암이라고 한다. 한국에서는 매년 약 3,500명의 환자가 발생하며 2018년에는 800명 이상이 사망했다.

원인

성관계를 통해 감염되는 인유두종 바이러스[HPV]가 원인으로 알려져 있다. 성관계 경험이 있는 여성의 과반수가 감염된다고 알려져 있으나 대부분 자연스럽게 바이러스가 체외로 배출된다. 하지만 간혹 몇 년에서 십수 년에 걸쳐 암으로 발전하기도 한다.

증상

① 초기증상이 거의 없다.
② 성관계 후에 출혈이 있다.
③ 질 분비물의 양이 증가한다.

검사법

① 자궁경부암 검사
② 정밀 검사

예방법 ① 금연한다.

② 1년에 한 번 자궁경부암 검진을 받는다.

대처법 암의 진행 단계, 임신이나 자궁의 보존 여부, 기초 질환
유무에 따라서 수술 요법, 방사선 요법, 화학 요법(항암제)
을 단독 또는 복합적으로 적용해 치료한다.

[자궁경부암 단계]

진행 단계	종양 크기	
Ⅰ기 (자궁경부에 국한)	A1	종양 너비는 7mm 이하, 깊이는 3mm 이하
	A2	종양 너비는 7mm 이하, 깊이는 5mm 이하
	B1	종양 크기가 4cm 이내
	B2	종양 크기가 4cm 이상
Ⅱ기 (자궁경부 외로 번짐)	A	질 위쪽 3분의 2까지 침윤
	B	자궁경부 주위 조직에 침윤
Ⅲ기 (질 하부와 골반 벽에 침윤)	A	질 아래쪽 3분의 1까지 침윤
	B	자궁경부 주위 조직에 침윤된 범위가 골반까지 이른다.
Ⅳ기 (원격 전이)	A	방광과 직장에 침윤
	B	원격 전이(복강 내, 간, 폐 등)

출처: Medical Note '자궁경부암이란? 원인, 증상, 치료에 관한 해설'에서 인용.

44 자궁체암

| **자궁체암이란?** | 자궁체부(임신했을 때 태아가 자라는 부분)의 내막에 생기는 암이다. 자궁내막암이라고도 한다. 40대 후반부터 늘기 시작해 완경이 오는 50~60대에게 주로 나타난다. 완경 후에 나타나는 부정 출혈에 주의해야 하는 암이다. |

원인
에스트로겐 분비량이 많고 자궁내막이 증식하기 쉬운 사람이 걸릴 확률이 크다고 알려져 있다. 출산 경험이 없고 (월경 횟수가 많은) 비만이며 월경 불순이거나 에스트로겐 제제만 사용한 호르몬 요법을 받는 사람에게 나타날 수 있다.

증상
① 부정 출혈
② 갈색 질 분비물
③ 아랫배 통증 / 요통

검사법
① 자궁체암 검사
② 초음파 검사

예방법　① 체중을 관리한다.

대처법　수술로 자궁과 난소를 적출하고 암의 진행 단계에 따라
방사선 치료, 항암제 치료, 호르몬 요법을 함께 시행한다.
초기라면 복강경 수술(배에 작은 구멍을 여러 개 내서 수술하는
방법)을 할 수도 있다.

[자궁체암 단계]

진행 단계	종양 범위
Ⅰ기	● 암이 자궁체부에서만 확인된다. ● 자궁경부와 다른 부위에서는 암이 확인되지 않는다.
Ⅱ기	● 암이 자궁체부를 넘어 자궁경부로 번졌다. ● 자궁 밖으로는 번지지 않았다.
Ⅲ기	● 암이 자궁 밖으로 번졌지만, 골반을 넘지는 않았다. 또는 골반 내부의 림프절이나 대동맥 주위 림프절로 전이됐다.
Ⅳ기	● 암이 골반을 넘어 다른 부위로 번졌다. ● 장의 점막과 방광으로 번졌거나 원격 전이가 발생했다.

출처: 국립암연구센터 암정보서비스에서 인용 수정.

45 난소암

난소암 이란?

난소에 생기는 암이다. 종양이 생긴 부위에 따라서 표층 상피성, 배세포성, 성삭 간질성으로 구분되며, 90% 이상이 표층 상피성이다. 임신과 출산 경험이 없는 젊은 여성에게도 생길 수 있으며 초기에는 자각증상이 거의 없다.

원인

가족(어머니, 자매) 중에 난소암 병력이 있는 사람이 있으면 그렇지 않은 사람보다 발병 확률이 높은 경향이 있다. 많은 배란 횟수(임신, 출산 경험이 없는)와 서구화된 식습관도 요인으로 꼽힌다.

증상

① 아랫배에 당김이나 불편한 느낌이 있다.
② 아랫배 통증
③ 빈뇨 / 식욕 부진

검사법

① 초음파 검사 　② 혈액검사

예방법

① 균형 잡힌 식사를 한다.
② 지나친 음주를 피한다.
③ 금연한다.

대처법 암의 진행 단계와 합병증 유무에 따라 수술과 항암 치료를 병행한다. 초기라면 몸에 부담이 적은 복강경 수술을 시행하는 예도 늘고 있다.

[난소암 단계]

진행 단계	종양 범위
Ⅰ기	● 암이 난소에만 있다.
Ⅱ기	● 암이 골반 내부의 자궁과 난관, 직장, 방광의 복막 등으로 번졌다.
Ⅲ기	● 암이 림프절로 전이 됐거나, 골반강을 넘어 상복부 복막, 큰그물막, 소장 등에 전이됐다.
Ⅳ기	● 암이 간이나 폐 등으로 전이됐다.

출처: MSD제약 암을 살다 '난소암 암의 형태와 확산'에서 인용.

유방암

**유방암
이란?**

모유를 분비하는 유선에 생기는 암이다. 한국 여성이 걸리는 암 중 가장 높은 비율을 차지하는 암으로 전체 암 환자 1,000명 중 97명꼴로 나타난다. 40대 환자가 가장 많고, 50대가 그다음이다. 유관암과 소엽암이 있으며 90%가 유관암이다.

원인

유방암의 발생과 진행은 에스트로겐과 관련이 있다. 초경이 빠른 사람, 완경이 늦은 사람, 출산 경험이 없는 사람, 수유 경험이 없는 사람, 초산 나이가 많은 사람 등 에스트로겐의 영향을 받는 요인이 많다.

증상

① 가슴에 멍울이 만져지고, 함몰이 보이거나 부종이 나타난다.
② 유두에서 피가 섞인 분비물이 나온다.

검사법

① 유방 X선 촬영^{Mammography}
② 유선 초음파 검사

예방법　① 균형 잡힌 식사를 한다.

② 지나친 음주를 피한다.

③ 금연한다.

대처법　암의 진행 단계에 따라 수술, 약물치료, 방사선 치료를 시
행한다. 초기 단계면 가슴을 보존할 수 있는 선택지도 있
으며, 최근에는 유방재건술도 적극적으로 시행하고 있다.

[유방암 원리]

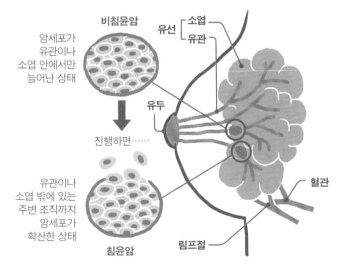

비침윤암

암세포가
유관이나
소엽 안에서만
늘어난 상태

유선 ┌ 소엽
　　 └ 유관

유두

진행하면……

유관이나
소엽 밖에 있는
주변 조직까지
암세포가
확산한 상태

침윤암

혈관

림프절

유선증

**유선증
이란?**
유선에 발생하는 다양한 병증의 총칭이다. 가슴이 부풀거나 가슴 표면에서 통증을 동반하는 멍울이 만져지고, 유두에서 분비물이 나오기도 한다. 30~40대 여성에게 주로 나타나며 월경 전에 증상이 더 심하다.

원인
월경 주기에 따른 여성 호르몬의 변화가 원인이다. 에스트로겐 분비가 늘어나면 여성의 몸은 임신에 대비해 유관과 그 주변 조직을 발달시킨다. 이 과정에서 가슴이 부푸는 느낌을 받거나 통증과 당김을 느낀다.

증상
① 가슴에 멍울이 만져진다.
② 가슴을 만지면 아프다.
③ 월경 전에는 통증이 더 심하다.

검사법
① 유방 X선 촬영
② 유선 초음파 검사

MINI COLUMN ✚

가슴 자가 진단법

목욕할 때 자가 진단하는 일을 습관화하자. 방법은 ① 거울 앞에서 팔을 높이 들고 가슴에 보조개나 함몰이 없는지 확인한다. ② 손가락으로 가슴을 누르고 원을 그리듯이 움직여 가슴과 주변에 멍울이 없는지 확인한다. ③ 유두를 살짝 눌러 피가 나오지 않는지 확인한다.

목욕할 때 확인하는
습관이 필요해!

예방법 ① 균형 잡힌 식사를 한다.

② 지나친 음주를 피한다.

③ 금연한다.

대처법 암의 진행 단계에 따라 수술, 약물치료, 방사선 치료를 시행한다. 초기 단계면 가슴을 보존할 수 있는 선택지도 있으며, 최근에는 유방재건술도 적극적으로 시행하고 있다.

[유방암과 유선증의 차이]

	유방암	유선증
주로 나타나는 나이	40~60세	30~60세
혹의 상태	● 돌멩이같이 딱딱한 멍울이 만져진다. ● 멍울을 만지면 통증이 있다. ● 월경 주기와 관계없이 증상이 있다.	● 멍울을 만져도 통증이 없다. ● 말랑한 멍울이 만져진다. ● 월경 주기에 맞춰 증상이 나타난다.
유두부	피가 섞인 분비물이 나오기도 한다.	모유와 비슷한 분비물이 나오기도 한다.
가슴 피부 이상	가슴 표면에 보조개나 함몰이 생긴다.	특별한 증상이 없다.

알츠하이머성 치매

알츠 하이머성 치매란? 뇌가 위축되면서 기억, 인식, 판단과 같은 인지 기능이 떨어져 일상생활에 지장이 생기는 상태를 말한다. 치매라고 불리는 병 중 약 70%를 차지하며 가장 많이 나타나는 질병이 알츠하이머성 치매다. 또한 남성보다 여성에게 많이 나타난다.

원인 뇌에 아밀로이드 베타$^{amyloid\ \beta}$라는 특수한 단백질이 쌓여 신경 세포가 파괴되면서 나타난다고 알려져 있다. 여성의 경우는 완경 후에 에스트로겐 분비가 감소하는 현상이 알츠하이머성 치매에 영향을 미칠 수 있다는 주장도 있다.

증상 ① 건망증이라는 자각이 없다.
② 선악을 구별하지 못한다.
③ 음식을 만들지 못한다.

검사법 ① 신체검사　　② 치매 검사

예방법 ① 지나친 음주를 피한다.　② 금연한다.
③ 적당한 운동을 한다.

대처법　알츠하이머성 치매를 완치할 치료법은 아직 없지만, 약으로 증상의 진행 속도를 늦출 수는 있다. 현재 한국은 원인을 두 가지로 보고 아세틸콜린에스테라아제 억제제(도네페질, 리바스티그민, 갈란타민) 3종과 NMDA수용체 길항제(메만틴) 1종을 사용하고 있다.

[알츠하이머성 치매의 원리]

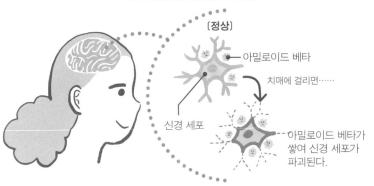

〔정상〕

아밀로이드 베타

치매에 걸리면……

신경 세포

아밀로이드 베타가 쌓여 신경 세포가 파괴된다.

MINI
COLUMN ✚

젊은 사람은 알아차리지 못하기도 한다

64세 이하의 사람에게서 나타나는 알츠하이머성 치매를 '초로기 치매(젊은 치매)'라고 한다. 나이 때문에 발견이 늦어지는 경우가 많으니 주의해야 한다. 유전 확률도 높은 편이므로 가족 중에 같은 병을 앓은 사람이 있다면 일찍 검사받아 보는 것이 좋다.

갑상샘 질환

갑상샘 질환 이란? 갑상샘 호르몬 분비에 이상이 생겼거나 갑상샘에 염증이 생기는 병이다. 크게 기능저하증(갑상샘 호르몬 분비량 부족)과 기능항진증(갑상샘 호르몬 과다분비), 종양으로 나눌 수 있다. 압도적으로 여성에게 많이 나타나는 질병이라는 특징이 있다.

원인 원인은 명확하게 밝혀지지 않았지만, 자가면역 이상이나 갑상샘에 지시를 내리는 하수체 기능부전을 의심해 볼 수 있다. 대표적인 갑상샘 질환인 만성 갑상샘염(하시모토병)과 그레이브스병(바제도병)은 유전성은 없지만, 가족이나 친척 중에 여러 명이 걸리기도 한다.

증상 ① 전신이 나른하다.
② 가슴이 두근거리고 숨이 찬다.
③ 부기가 잘 빠지지 않는다.

검사법 ① 혈액검사　　② 초음파 검사

예방법 ① 균형 잡힌 식사를 한다.
② 스트레스를 쌓아 두지 않는다.

대처법   저하증이면 부족한 갑상선 호르몬을 약으로 보충한다. 반면 항진증이라면 약을 먹거나 갑상샘 절제와 같은 방법으로 갑상선 호르몬 분비를 억제한다. 종양은 양성일 경우 경과를 지켜보거나 절제하고, 악성이라면 수술과 방사선 치료를 시행한다.

[갑상샘 호르몬 작용]

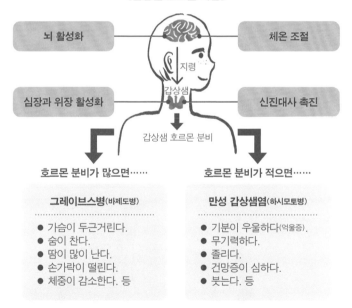

뇌 활성화

체온 조절

지령

갑상샘

심장과 위장 활성화

신진대사 촉진

갑상샘 호르몬 분비

호르몬 분비가 많으면……

그레이브스병(바제도병)

● 가슴이 두근거린다.
● 숨이 찬다.
● 땀이 많이 난다.
● 손가락이 떨린다.
● 체중이 감소한다. 등

호르몬 분비가 적으면……

만성 갑상샘염(하시모토병)

● 기분이 우울하다(억울증).
● 무기력하다.
● 졸리다.
● 건망증이 심하다.
● 붓는다. 등

나를 탓하지 않아도 되니까 좋아

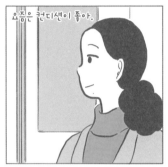

요즘은 컨디션이 좋아.

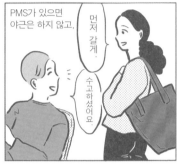

PMS가 있으면
야근은 하지 않고,

먼저 갈게.

수고하셨어요.

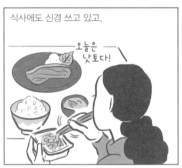

식사에도 신경 쓰고 있고,

오늘은
낫토다!

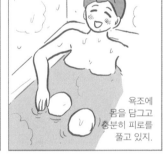

욕조에
몸을 담그고
충분히 피로를
풀고 있지.

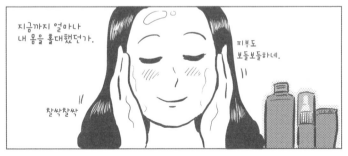

지금까지 얼마나
내 몸을 홀대했던가.

피부도
보들보들하네.

찰싹찰싹

224

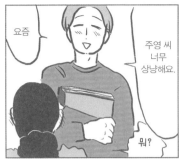

요즘

주영 씨 너무 상냥해요.

뭐?

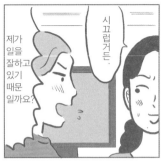

제가 일을 잘하고 있기 때문일까요?

시끄럽거든.

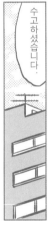

수고하셨습니다.

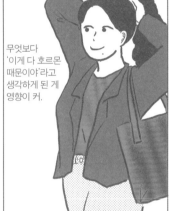

무엇보다 '이게 다 호르몬 때문이야'라고 생각하게 된 게 영향이 커.

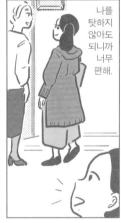

나를 탓하지 않아도 되니까 너무 편해.

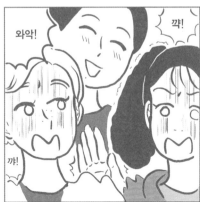

와악!

꺅!

꺄!

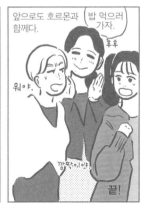

앞으로도 호르몬과 함께다.

밥 먹으러 가자.

후후

뭐야.

깜짝이야.

끝!

캘린더형 변화 체크 시트

〔기록 예〕

날짜			
월경양	많은 날	●	●
	보통		●
	적은 날		
체온		매일 기초체온을 재서 그래프로 그린다.	
몸상태	복부 팽만감		
	아랫배 통증	✓	
	두통	✓	
	변비	주로 나타나는 불편한 증상을 적어 두고 체크 표시를 한다.	
	졸음		
심리상태	짜증		
	불안		
	초조		
	슬픔		
MEMO	복용 약이나 음주 이력과 같이 특별한 변화도 기록한다.	진통제 복용	

날짜										
월경양	많은 날									
	보통									
	적은 날									
체온										
몸상태										
심리상태										
MEMO										

변화가 일어나는 형태와 시기를 알려면
기초체온과 몸 상태를 매일 확인해야 한다.
체크 시트에 기록해서 자신의 패턴을 알아보자.

이게 다 호르몬 때문이야

1판 1쇄 발행 2022년 9월 30일
1판 4쇄 발행 2023년 9월 30일

지은이　마쓰무라 게이코
옮긴이　이은혜
펴낸이　김봉기
출판총괄　임형준
편집　김현경
디자인　희림
교정교열　윤강삼
마케팅　선민영, 최은지
펴낸곳　FIKA[피카]
주소　서울특별시 서초구 서초4동 서초대로77길 55, 9층
전화　02-3476-6656
팩스　02 6203 0551
이메일　book@fikabook.io
등록　2018년 7월 6일 (제 2018-000216호)
ISBN　979-11-90299-67-1 13510